ヒト母乳に関する免疫学的研究

Immunological study of human breast milk

法橋 尚宏 著

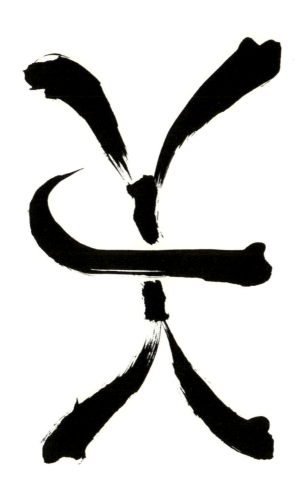

はじめに

　本書は，東京大学における1989年の卒業論文『ヒト母乳に関する免疫学的研究：初乳中のsIgA鑑別定量とsIgA型麻疹抗体の測定及び，母体血・臍帯血に於けるIg濃度と麻疹抗体価との比較検討』である．筆者が学部3年生のとき，医学部教授をされておられた故・多田富雄博士との邂逅がきっかけで，同博士が監訳されたNorman Stainesらの『免疫学への招待』（南江堂）を購入し，本腰を入れて免疫学の自己学習を始めた．夏休みの期間，この入門書を何度も読み返し，さらに免疫学の世界に魅力を感じていった．その後，Jan Klein博士の『Immunology: The science of self-nonself discrimination』（John Wiley & Sons）との運命的な出会いがあり，とくに"The science of self-nonself discrimination"という副題に感銘し，これを読破した．当時は，免疫学はまだ日進月歩の時代で，ジャーナルに次々と発表されるノイエス（neues，新しい所見）に触れることは非常に刺激的であった．必然的に，筆者の卒業論文は，免疫学に関連する内容となった．

　筆者が子どもの頃は，電車の中でも，母親が子どもに直接母乳を与える姿が散見された．しかし，大学生の頃になると，そのような姿は見られなくなり，粉ミルクを使うことが一般的になった．筆者が学部3年生のとき，タイミングよく，講義の一貫として粉ミルク製造工場の見学に行く機会があった．そこで，工場の責任者に「粉ミルクに免疫グロブリンを入れる計画はあるのか」という主旨の質問をしたのを覚えている．しかし，回答は「現状ではない」ということであった．粉ミルクに免疫グロブリンを含有できれば，実用的な母乳代替品である"免疫ミルク"になると考えたのであるが，単純なことではないことを悟った．

　周知のように，ヒト母乳中には，sIgA（secretory immunoglobulin A，分泌型IgA）が含まれ，乳児の局所免疫に役立っている．その点で，粉ミルクより母乳のほうが，免疫学的に意義があることは明らかである．ただし，当時は，母乳中のsIgAを定量する方法が確立されておらず，それに挑戦したのがこの卒業論文である．なお，本研究は，科研費の一般研究(C)（代表者：故・杉下知子，研究課題番号：63571074）の助成を受けて実施したものである．

　この卒業論文は，ジャーナルに掲載されることなく，お蔵入りになったままになっていた．"Publish or perish"の世界で生きている現在の自分ができることは，これを書籍として出版することであり，何らかの形で世の中に残しておくことが重要であると考えた．現在となっては，本書の内容が役立つかどうかはいささか不明であるが，ヒト母乳に関する免疫学的研究の一助となるならば，それは望外の幸せである．

2016年3月

法橋　尚宏

論文要旨

卒業論文要旨

論文題目

ヒト母乳に関する免疫学的研究
初乳中のsIgA鑑別定量とsIgA型麻疹抗体の測定及び,
母体血・臍帯血に於けるIg濃度と麻疹抗体価との比較検討

指導教官　杉下知子助手

東京大学醫学部保健学科
昭和62年度進学

氏名　法橋尚宏

Immunological study on human breast milk
Naohiro Hohashi

[INTRODUCTION]

　Secretory IgA (sIgA) is a predominant immunoglobulin in human colostrum, and has been studied in terms of its protective activity against infectious diseases. SIgA content has been determined by the single radial immunodiffusion (SRID) method. However it has recently been suggested that this method overvalues the amount of sIgA, since human breast milk contains a complex mixture of sIgA, momomer-IgA, dimer-IgA, and free secretory component. So, in the present study, measles antibody in sIgA was determined by the enzyme-linked immunosorbent assay (ELISA) technique along with conventional hemagglutination inhibition test (HI test). Transplacental immunity to measles was examined by determining Igs content in maternal and cord blood at delivery. Effect of storage condition for colostrum on the sIgA content was also discussed.

[MATERIALS AND METHODS]

　Samples; Twenty colostrum samples were obtained from healthy mothers who delivered in certain hospital in Tokyo, on the 2nd through 5th post-partum days. Maternal and cord blood were collected at delivery.
　Quantification of immunoglobulins; The SRID was employed for determining Igs content in the serum. The ELISA was used for the quantification of sIg in the colostrum.
　Antibody assay; The ELISA and conventional HI test were employed for assaying measles antibody. Antibody titer of colostrum was expressed as relative potency (RP) to the reference whey, where a parallel line assay was employed for the statistical treatment.

[RESULTS]

Igs; The average sIgA concentration on the 2nd-5th day after parturition was 27.3mg/ml, 9.62mg/ml, 7.28mg/ml and 2.05mg/ml, respectively [Fig.1]. The average IgA level in maternal serum was 2.56mg/ml. IgA was not detected in any cord blood. The geometric mean of IgG level in colostrum on the 2nd, 3rd, 4th and 5th days after parturition, was 0.302mg/ml, 0.153 mg/ml, 0.133mg/ml and 0.057mg/ml, respectively. The mean IgG level of cord and maternal blood was 10.7mg/ml and 11.7mg/ml, respectively. Reproducibility among triplicate quantitations of sIgA was satisfactory, since coefficient of variation (C.V.) was 3.88. Nearly 100% of sIgA was recovered in recovery test. Loss of sIgA of the order of 10-20% occured during storage at $-20C$ over a week.

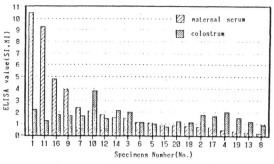
[Fig.1] Relationship between IgG measles MI in serum and sIgA measles SI in the corresponding colostrum

Measles antibody; Nineteen samples out of 20 contained sIgA antiboby to measles [Fig.2]. Measles specific antibody was expressed as the RP per 100mg sIgA (sIgA measles index; SI). Measles HI titer in colostrum was too low to be correctly calculated. Antibody in the IgG fraction (Measlesat Index; MI) in cord blood correlated well with that in maternal blood (r=0.942, p<0.01). Measles HI titer also correlated well with MI (r=0.773, p<0.01). In contrast, IgG antibody in maternal serum poorly correlated with sIgA antibody in colostrum (r=0.377). Reproducibility among triplicate quantitations of measles sIgA antibody was satisfactory, since C.V. was 5.27. Applicability of measles ELISA to the quantification of sIgA mealses antibody in colostrum was confirmed by neutralizing test. In the storage experiment, loss of SI up to 25% occured.

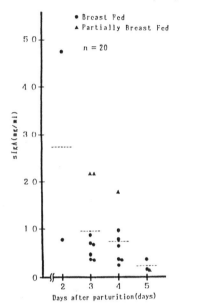
[Fig.2] sIgA Concentration in Human Colostrum

[DISCUSSION]

The present study shows that sIgA antibody to measles is present in human colostrum. The ELISA could be a useful method for the quantification of sIgA antibodies against many other pathogenic microorganisms. The IgG antibody in serum poorly correlated with colostral sIgA antibody, but a reasonable explanation for this correlation remains unknown. It is possible that local immunity in colostrum is based on the different immunologic system from humoral immunity. The freshly collected human milk should be used for sIgA assay, since storage experiment in the present study suggests that potency of sIgA antibodies cannot be maintained in frozen whey. SIgA level in colostrum obtained in the present study is higher than that reported by Cruz, et al.(Pediatr.Res. 16;272-276,1982). It is probable that freezing and thawing had an influence on the sIgA level. IgG level in the colostrum was relatively lower than that in serum, while sIgA level in colostrum was significantly higher than that found in the serum. This emphasizes that sIgA may be particularly important during early neonatal period in terms of protecting babies against infection. Babies are known to inhale breast milk and regurgitate them through nose, and the sIgA in the respiratory tract may protect babies against respiratory infection like measles as shown here.

本論文

昭和63年度卒業論文

論文題目

ヒト母乳に関する免疫学的研究

初乳中のsIgA鑑別定量とsIgA型麻疹抗体の測定及び，
母体血・臍帯血に於けるIg濃度と麻疹抗体価との比較検討

指導教官　杉下知子 助手

東京大学醫学部保健学科
昭和62年度進学

氏名　法橋尚宏
Hohashi, Naohiro

■ 目次 ■

Page

1 要旨 ……………………………………………………………… 1

2 緒言 ……………………………………………………………… 2

3 目的 ……………………………………………………………… 7

4 実験材料
    4.1 対象者 ……………………………………………………… 8
    4.2 試料 ………………………………………………………… 10
    4.3 試薬及び器具 ……………………………………………… 12

5 実験方法
    5.1 実験項目 …………………………………………………… 16
    5.2 母乳中のクラス別免疫グロブリン及び
        特異抗体測定法 …………………………………………… 17
    5.3 母体血・臍帯血中のクラス別免疫グロブリン及び
        特異抗体測定法 …………………………………………… 22
    5.4 麻疹ウイルス抗体ＨＩ試験術式 ………………………… 24

6 結果
    6.1 対象者の背景 ……………………………………………… 26
    6.2 乳清の測定条件の基礎検討 ……………………………… 28
    6.3 免疫グロブリン定量の成績 ……………………………… 35
    6.4 麻疹抗体測定の成績 ……………………………………… 37

7 考按
    7.1 初乳の保存方法 …………………………………………… 42
    7.2 初乳中の免疫グロブリン量 ……………………………… 44
    7.3 初乳中の麻疹抗体 ………………………………………… 48

8 引用文献 ………………………………………………………… 53

1 要旨

　東京都内Y産婦人科病院に於て分娩のあった22～38歳の正常褥婦20人から，分娩后2～5日目の初乳，分娩直前あるいは直後の母体血，臍帯血をsetで採取した。各試料に対して，免疫グロブリン(immunoglobulin, 以下Ig)の定量及び麻疹抗体の測定を遂行し，若干の知見を得たので，ここに報告する。

1. 外分泌液中の分泌型IgA(secretory IgA, 以下sIgA)のみの鑑別定量法について近年再検討されつつあるが，酵素抗体測定法(enzyme-linked immunosorbent assay, 以下ELISA法)を導入し，初乳中のsIgA濃度を特異的に定量した。

　従来，初乳中IgA量は10～20mg/ml存在し，これがsIgA量というように考えられがちであった。しかしながら，sIgAの鑑別定量法を用いた今回の成績によると，実際には高々1～10mg/mlであった。同時に，同手技により初乳中IgG濃度も定量したが，従来と同程度の0.3～0.05mg/mlという成績を得た。

2. 母体血・臍帯血の対血清に於けるIg量を，一元放射状免疫拡散法(single radial immunodiffusion, 以下SRID法)で定量を試みた。

　母体血中のIgA濃度は2.56 ± 0.60mg/ml，IgG濃度は11.7 ± 2.8mg/mlであった。臍帯血中のIgG濃度は10.7 ± 2.6mg/mlで，母体血中のそれより低値を示した。

　この結果，初乳中には血清中に比して多量のsIgAが含まれており，母乳が新生児の免疫成分の重要な補給源であることが示唆された。

3. 血清に比べて母乳では中和抗体の力価が低く，適当な抗体測定法がない。従って，新生児期及び乳児期の感染症に対する母乳抗体の意義は明らかではない。本論文では，ELISAの手技により，初乳中の麻疹ウイルスの特異的免疫グロブリンsIgA分画別抗体の測定法を確立した。これによると，母乳中にはsIgA型麻疹抗体が存在する。そして，それは母親の感染防禦歴を物語っていた。

　同時に母体血・臍帯血中のIgG型麻疹抗体を市販ELISA kitで測定した結果，母体血と臍帯血とは相関係数$r = 0.942$($p < 0.01$)で有意な相関を得たが，母体血と初乳(sIgA100mg/ml換算)との間となると弱い相関であった。

　尚，各試料の麻疹抗体については，赤血球凝集抑制(Hemagglutination Inhibition, 以下HI)試験との検討を行ったが，母体血・臍帯血に於ける相関は認められたが，母乳では半数がHI陰性で，HI価が低く比較は実行出来なかった。

4. 母乳の保存は，主として冷凍保存であるが，冷凍による免疫物質等の変化を考えなければならない。乳清処理後1回の凍結融解により，本論文の特異的定量によるsIgA値が15～25％の損失という顕著な減少を与えることが判明した。これは，母乳保存に際し，従来の乳清状態での保存に警告を促すものである。

※　　　　※　　　　※

2 緒言

　母乳栄養児は人工栄養児に比較して，呼吸器や消化器などの感染症に罹患し難いことは，経験的あるは統計的な事実として周知である。これについて，最も信頼できる広範な調査としては，Gruleeら[1)2)]の報告が挙げられる。

　彼らはまだ保育環境が悪かったと思われる1930年代のChicagoで20,061人の乳児を対象に，生後9箇月間の栄養法別の罹患率，死亡率の調査を行った。それによると，感染症特に消化器系，呼吸器系の罹患の頻度が，人工栄養群，混合栄養群，母乳栄養群の順に高く，死亡率でも同様の傾向を示した。全体的な死亡率では，母乳群1,000人当たり1.5人に対し，人工群は1,000人当たり84.7人と，人工群で有意に増加していた。面白いことには，そのうち消化器感染による死亡率は，母乳群1,000人当たり0.2人に対し人工群1,000人当たり8人，呼吸器感染による死亡率は，母乳群1,000人当たり0.4人に対し人工群1,000人当たり48人と，かえって消化器感染より呼吸器感染によるものの方が多数救命されているような成績であった。

　新生児期，乳児期の感染防禦のmechanismは，次の3点に要約される[3)4)]。

　①胎児期に，母親から胎児に経胎盤移行するIgG抗体。②新生児期，乳児期初期に，母乳哺育によって母親から乳児に伝達するsIgA抗体。③皮膚・腸管・口腔・咽頭などの常在細菌の確立と，それによる侵入病原細菌に対する干渉作用による微小エコシステム(micro-eco-system)。以上3つのmechanismの中で，母乳哺育に於ける免疫学的意義を考えなければならない。

　ヒト母乳，特に初乳中には種々の感染防禦免疫因子が存在する[5)]。そのうち液性因子として，特異的なものはIg，非特異的なものはラクトフェリン，補体，リゾチームなどが挙げられる。細胞性因子としては，マクロファージ，リンパ球，多核球などが存在する。

　これらの因子全てについてその機能が完全に解明されている訳ではないが，主としてsIgAの働きにより，母乳は種々の細菌，毒素，ウイルスを排除する力を持っている。この為に，母乳栄養児は人工栄養児に比較して，呼吸器や消化器などの感染症に罹患し難いと考えられている。母乳中に含まれる抗細菌因子としては，sIgA，補体，ラクトフェリン，ラクトペルオキシダーゼ，リゾチーム，細胞成分などが重要である【表1】[6)](p5)。母乳中に含まれる抗ウイルス因子としては，sIgA，脂質，インターフェロン，細胞成分が重要である【表2】[6)](p5)。

　母乳中には，血清中にみられるIgG，IgA，IgM，IgD及びIgEの全クラスのIgが存在している。その中で，最も高濃度を示し，重要な役割を果たすのはIgAである。IgAは，1959年にHeremansらによりヒト血清中より初めて分離され，1965年にTomasiら[7)]によって初乳中の主なIgはsIgAであることが発見された。sIgAの免疫生科学的性状[8)9)]，合成並びに分泌の機序[10)]の解明以来，消化管や気道の局所免疫機構の研究はsIgAを中心としてなされてきた[11)12)]が，その生成過程や感染防禦機構に於ける作用機序などには未だに不明な点が多い。

血清中のIgAは，その90％以上が7S成分であり，10S及び18Sなどの凝集体ないし重合体は極僅かに存在するに過ぎない。即ち，血清中のIgAの大半がmonomer（7SIgA）であるが，初乳中のIgAは60％が11S，20％が18Sで，7S成分は残り20％に過ぎない[7]。つまり，母乳中のIgAの大部分は，dimerのsIgA（11SIgA）である。

ヒト母乳中のsIgAは，鼻汁，唾液，涙，腸液，気管支粘膜，尿などの分泌液中のそれと等しく，その基本構造は，4本のH鎖（α）と4本のL鎖から成り，それに1個ずつのjoin chain（以下J鎖）とsecretory component（以下SC）とが結合しdimerを形成するもので，強いて模式的に表現すれば$α_4L_4J_1SC_1$となる。この構造をモデル化すると【図1】[13]（p6）の如くになり，分子量は385,000，沈降定数11Sで約12％の糖を含んでいる【表3】[14]（p6）。

初乳中sIgAの由来については，母親の乳腺粘膜下のプラズマ細胞で生成された血清型IgA2分子がJ鎖と共にdimerと成り，乳腺細胞内で糖蛋白SCと結合してsIgAと成って乳腺腔に分泌される[10]。こうしたsIgAの血清型IgAとは異なる特殊構造の為，sIgAは，血清型IgAやIgM，IgGなどの他のIgが新生児の胃の中で急速に蛋白分解を受けてしまうのと異なり，ペプシンやトリプシンなどの蛋白分解酵素やpHの変化による影響を受け難い。また，SCと粘膜上皮細胞との親和性から長く上気道や腸管の粘膜表面に停まって，直接の局所免疫物質として作用するのであろう（immunological exclusion）。

このように，母乳栄養児は経胎盤的にはIgGを中心とする全身性の免疫を，経口的にはsIgAを中心とする局所的免疫を受けていることになる。このことは，極めて巧妙な分化の表現としか考えられない現象である。北山[15]は，経胎盤移行率の良好な呼吸器系ウイルス群では初乳中の抗体含有量が低く，一方経胎盤移行率の悪い腸管ウイルス群では初乳中に選択的に多量に含まれているという。誠にうまい具合に出来ているものだと感心させられる。

sIgAは，気道，消化管等の粘膜に於ける局所免疫機構に重要な役割を演じるIgであり，その動態及び機能などの検索上，sIgAのみの正確な鑑別定量が要望されている。しかし，外分泌液中のsIgA量の定量については，測定方法も多様で，研究者間で測定値に開きがみられている。何故なら，sIgAの特異な構造や，外分泌液中にはsIgAの他にmomomer-IgA（以下mIgA），dimer-IgA（以下dIgA），free SC（遊離SC，以下FSC）など[16]，sIgA濃度の測定時に妨げになる夾雑物が混在している為，特異的にsIgAを鑑別定量することが困難なのである。

多くの報告は，従来からの抗α鎖血清を使用するSRID法によっているが，外分泌液中のsIgAと血清由来の7SIgAの両方を測定することになり，適切な標準を選択し難く，正確な値は期待出来ない。また，両者の分子量が38.5万（11S），17万（7S）と大きく異なる為，SRID法でのリング面積が両IgAの合計としての意味を持たない[17]。

ヒト母乳中のsIgA濃度に関しても多くの報告があるが，sIgAの研究が進んでいるにもかかわらず，sIgA濃度については未だ安定した成績が得られていない。最新の報告として，植地ら[18][19][20][21]は，ELISA法による母乳中sIgA濃度に

ついて検討し，従来母乳中IgA量は1,000～2,000mg/dl存在すると考えられていたのに対して，実際にはsIgA濃度は高々50～300mg/dlであったと報告している。

　以上，sIgAを中心として，ヒト母乳と免疫について，現在迄に知られている知見，本論文の基礎となる知識を，最近の文献に基づき概説した。

　　　　　　　　※　　　　　※　　　　　※

【表1】 母乳中の抗細菌因子

因子	作用(in vitro)
ビヒズス菌成長因子	腸内細菌科，腸内病原体
sIgA	大腸菌，大腸菌腸毒素，破傷風菌，ジフテリア菌，肺炎双球菌，サルモネラ，赤痢菌
C1〜C9	不明
ラクトフェリン	大腸菌，カンジダ
ラクトペルオキシダーゼ	連鎖球菌，緑膿菌，大腸菌，ネズミチフス菌
リゾチーム	大腸菌，サルモネラ
脂質(不飽和脂肪酸)	黄色ブドウ球菌
細胞成分	食作用：大腸菌，真菌 感作リンパ球：大腸菌

(Welsh, J.K. and May, J.T., 1979)[6]

【表2】 母乳中の抗ウイルス因子

因子	作用(in vitro)
sIgA	ポリオ I, II, III 型，コクサッキーA9, B3, B5，セムリキ森林ウイルス，ロス河ウイルス，ロタウイルス
脂質(不飽和脂肪酸とモノグリセライド)	単純ヘルペスウイルス，セムリキ森林ウイルス，インフルエンザ，デング熱，ロス河ウイルス，ネズミ白血病ウイルス，日本脳炎ウイルス
高分子(Igでないもの)	単純ヘルペス，水泡性口内炎ウイルス
母乳細胞	ロタウイルス，仙台ウイルス(インターフェロンの誘導)，感作リンパ球，食作用

(Welsh, J.K. and May, J.T., 1979)[6]

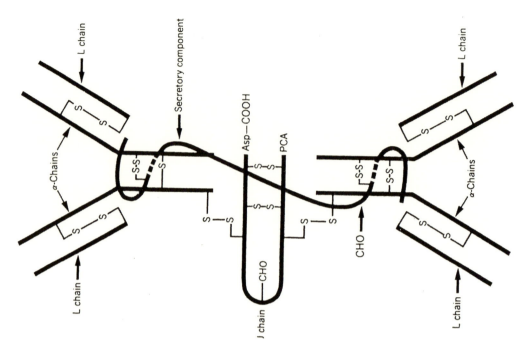

【図1】 sIgAの構造模式図
(Turner,M.W. and Steward,M.W., 1977)[13]

【表3】 血清IgA及びFSCの性格

	血清IgA	sIgA	FSC
沈降定数	6.3〜6.9S	10.9〜11.7S	5S
分子量	160,000	385,000	75,500
糖質含有量(%)	6〜7	12	10〜15
ヘキソース(%)	3.2〜5	6.2〜7	—
ヘキソサミン(%)	2.3〜2.9	4.1	4.36
フコース(%)	0.22	0.73	2.26
シアル酸(%)	1.8〜2.0	0.65〜1.0	1.9
マンノース(%)	—	—	3.95
N-末端アミノ酸	Asp,Glu	Asp,Glu,Lys	—
Gmファクター	—	—	—
Invファクター	＋	＋	—
拡散定数	13.4	13.9	12.7
抗ウイルス活性	あり	あり	なし
産生部位	全身の免疫担当組織	免疫担当粘膜または腺組織	表面上皮
新生児期の存否	なし	なし	あり

(松本脩三,小林邦彦, 1976)[14]

3 目的

　前項の緒言に於て言及した現実を踏まえ，初乳の局所免疫に於ける役割を明らかにする為，以下の実験目的を計画した。

　ヒト初乳中のsIgA濃度に関して多くの報告があるが，sIgAの特異的な構造や，初乳中にはmIgA，dIgA，FSCが混在する為に，特異的にsIgAを鑑別定量することが困難であった。sIgAの研究が進んでいるにもかかわらず，母乳中のsIgA濃度については，未だ安定した成績が得られていない。しかし，ELISA法により，外分泌液中のsIgA量が正確に定量出来るようになってきている。初乳中に於ても，sIgAの動態及び機能の検索上，sIgAの鑑別定量が要請される。まず，ELISA法によりnon-specificな因子を排除した，ヒト初乳中のsIgA濃度の鑑別定量が第1の目的である。

　sIgAが周産期の母児間の免疫的能力の受け渡しという点から，初乳中のsIgAの持つ意義は大きいことが予想される。しかし，sIgAの機能として，消化管や気道の局所免疫上に，如何なる役割を果たしているかについて，直接的な立証事実は存在しない。また，血清に比べて母乳では中和抗体の力価が低く，適当な抗体測定法がないなどの理由から，母乳中の抗体に関する疫学的情報が少ない。

　局所免疫を担う重要な因子の1つであることに対する間接的な証拠は数多く存在する。疫学的調査により，母乳が消化器系及び呼吸器系感染症の予防に効果のあることが知られている。新生児では，哺乳時にミルクの一部が気管内に誤嚥されることが一般に認められ，母乳を飲んでいる限りに於ては，寧ろこの気道内への母乳の誤嚥が積極的に呼吸器系感染症に役立っている可能性がある。

　本論文に於ける第2の目的は，呼吸器系感染症の中で，比較的感染歴を把握しやすい麻疹を例に挙げ，ELISA法により初乳中の麻疹ウイルスの特異的免疫グロブリンクラスsIgA分画別抗体の測定法の確立である。ELISA法による母乳中sIgA分画別抗体の測定については未だ他の報告をみない。そして，初乳中の麻疹ウイルス抗体の役割と意義を知ることが目的である。

　更に，母体血・臍帯血の対血清中Ig量と麻疹抗体を市販ELISA kitで測定し，その分布，相関について検討し，母子間の免疫機構について若干の知見を得ることを目的とした。

　尚，各試料の麻疹抗体については，HI試験との比較を行い，今回の手技の検討を行った。

　母乳の保存は，主として冷凍保存であるが，冷凍による免疫物質などの変化を考えなければならない。今回の手技を用い，初乳中sIgA濃度及びsIgA型麻疹抗体量の凍結融解による減少もここで検討する。

※　　　※　　　※

4 実験材料

4．1 対象者

　東京都八王子市Y産婦人科病院の協力により，1988年10月9日から同年10月17日迄の9日間に，同病院に於て分娩のあった正常褥婦20人を対象とした。尚，同病院はJR八王子駅前に位置する産院で，年間分娩数は毎年1,500名余りにも及ぶ。
　対象者20人を採用するに際し，試料回収者43人の中から，更に次の条件を満足する正常褥婦に限定をした。
　①正常分娩であること。②母親が心身共に健康であること(問診，視診による)。③母乳の分泌が良好であること。母乳量が150g/day以下の母乳分泌不良者は対象外。④児の生下時の体重が2,500g未満の場合は対象外。⑤児の発育が良好で，特別な疾患を認めないこと。
　母乳の組成成分の変動要因は，予め用意した母乳採取個人票【表4】(p9)の調査項目に，担当の医師あるいはナース自ら，漏れなく直接記入して頂き，回収後，集計し検討を加えた。母親については，氏名，採乳日時，分娩日時，分娩週数，分娩歴，年齢，身長，体重，母乳分泌，母乳量，薬物投与，麻疹について，風疹について，特記，以上の項目を調査した。児については，性別，体重，栄養方法，吸啜力，以上の項目を調査した。調査項目を決定する際には，母乳組成に関する文献[22)23)24)]から，特に粗蛋白の変動要因を考慮した。

※　　　※　　　※

【表4】 母乳採取個人票

★★★ 母乳採取個人票 ★★★

	フリガナ 氏　名			整理 番号	

母親について	採乳日時	昭和63年　　月　　日　　　時（AM／PM）
	分娩日時	昭和63年　　月　　日　　　時（AM／PM）
	分娩週数	満　　　　週　　　　　日
	分娩歴	第　　　子
	年　齢	（採乳日）　　　　　歳
	身　長	cm
	体　重	（採乳日，採乳前の値）　　　　　kg
	母乳分泌	1.余る　／　2.丁度よい　／　3.不足
	母乳量	（採乳日1日の全母乳量）　　　　　g
	薬物投与	1.無　／　2.有（薬物名）
	麻疹について	【既往歴】1.無　／　2.有（昭和　　年　　月頃） 【ワクチン接種】1.無　／　2.有（昭和　　年　　月頃）
	風疹について	【既往歴】1.無　／　2.有（昭和　　年　　月頃） 【ワクチン接種】1.無　／　2.有（昭和　　年　　月頃）
	特　記	【特別な摂取物，貧血，妊娠中毒症，既往症など】

児について	性　別	1.男　／　2.女
	体　重	（生下時）　　　g　（採乳日，採乳前の値）　　　g
	栄養方法	1.母乳栄養　／　2.混合栄養　／　3.人工栄養
	吸啜力	1.強い　／　2.普通　／　3.弱い

昭和63年10月　東京大学醫学部母子保健学教室

4.2 試料

前項の対象者から，分娩後2～5日内の初乳(縦断的approach)，分娩直前あるいは直後の母体血，分娩時の臍帯血をsetで採取した。各試料を，次の術式で乳清，血清に処理し実験に供した。

A. 乳清

初乳は，1回の授乳に於て最初の乳汁を除いた後，なるべく無菌的に，約10mlをフルライン50mlのポリ容器に採乳した。採乳方法は，採乳に熟練した専任者が，乳房を清潔にし，清潔な手で搾乳した。母乳採取は哺乳乳児を考慮する為，一度に多量の採乳が困難である。特に採乳の時間帯は指定していない。

搾乳法には，用手と搾乳器による場合とある。用手法は搾乳ポンプを用いるよりも細菌数が少なく，搾乳ポンプを用いると黄色ブドウ球菌や緑膿菌の検出率が高いという報告[25]もある。

一回分泌乳の分泌経緯に伴う組成変動について，特に粗蛋白では，初期乳，中間乳，後期乳で，母乳分泌良好群では大きな変動はなかったという報告[22]がある。従って，採乳途中に母乳が不足しないよう，初期乳に条件を定めた。

採乳した初乳はポリ容器をラックに納めて，直ちに－20℃で凍結し，一週間以内にドライアイス詰めにして輸送し，その後は－70℃に保管した。

測定直前に冷流水中にて解凍後，10,000rpm(7,267×g相当)，60分，＋4℃での冷却遠心(SCR18B, HITACHI)により，上層の脂肪層と下層の若干の細胞成分(heavy cellular components)を除外し，中間層をsyringeで丁寧に回収した。従来の乳清処理方法に比べて，低回転の遠心であるのは，母乳中のsIgAが下層に落ちないようにする為であり，植地ら[26]と同等の乳清処理方法である。冷凍乳を急速に解凍すると組成成分に変化が起こる[27]ので鈍行で，解凍する必要がある。乳清に処理した後は，迅速に分析に供した。

B. 母体血清・臍帯血清

母体血・臍帯血の両者は，無菌的に準ずる形で約5ml採血後，数時間以内にY産婦人科病院に於て，卓上遠心機(KC-70, KUBOTA)で3,000rpm，5分で血清分離し沈渣を除去，上清を母体血清・臍帯血清とした。

母体血清・臍帯血清は直ちに，約1.5mlをフルライン1.8mlのセラムチューブに入れラックに納めて－20℃で凍結した。母乳と共に一週間以内にドライアイス詰めにして輸送した。

その後は，－70℃で凍結保存を行い，測定時には室温にて自然融解し，測定に供した。

C. 予備実験用の乳清

　母乳への予備実験の為，東京都渋谷区Ｎ医療センターに協力を要請し，1988年7月10日から同年7月22日迄の12日間に，同センターに於て分娩のあった12名の褥婦より母乳を採乳した。なるべく無菌的に，手搾り法で約20mlをフルライン50mlのポリ容器に採乳した。
　母乳採乳に際し，母乳の分泌良好で，採乳後母乳が余っている方とした以外，特別な条件は課していない。対象者についての氏名，年齢，分娩歴（第何子），分娩後日数を母乳容器に明記した。母乳は分娩後3～11日目にわたり，初乳（分娩后1～5日）もしくは移行乳（分娩後6～10日）であった。上記Ａ.と同様のプロトコルで乳清に処理し，予備実験に供した。

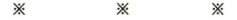

4.3 試薬及び器具

試験実施に際し，次の試薬及び器具，市販キットを準備した。

A. ELISA

① 抗原被覆用緩衝液
   《炭酸重炭酸バッファー(0.1M, pH9.6)》
   Na_2CO_3 1.59g, $NaHCO_3$ 2.93gを蒸留水(以下DW)1,000mlに溶解し，+4℃に保存する。

② プレート洗浄液
   《PBS/Tween(pH7.4)》
   NaCl 8.0g, KH_2PO_4 0.2g, $Na_2HPO_4 \cdot 12H_2O$ 2.9g, KCl 0.2g, Tween20(Polyoxyethene (20) Sorbitan Monolaurato)0.5mlをDW1,000mlに溶かす。+4℃に保存する。もし結晶のある場合は+37℃に加温し，溶解した。

③ 希釈液
   《0.1% BSA-PBS/Tween》
   PBS/TweenにBSA(牛血清アルブミン)粉末を0.1W/V%になるように加える，用時調整する。

④ 抗原
   《Goat Anti-Human IgA(TAGO)》
      Code # 4101, Lot # 01-22-05
      アフィニティ精製，蛋白濃度は1.00mg/ml。-20℃にて凍結保存する。
   《Goat Anti-Human IgG(TAGO)》
      Code # 4100, Lot # 00-48-01
      アフィニティ精製，蛋白濃度は1.0mg/ml。-20℃にて凍結保存する。
   《麻疹ウイルス抗原》
      麻疹ウイルス田辺株からvero細胞で作出したTD97株(culture fluid Vero4,dialyse sup), $10^8 TCID_{50}$程度。-70℃にて凍結保存した。千葉血清研究所より分与されたものが使用された。

⑤ 酵素標識抗体
   《ペルオキシダーゼ標識抗ヒトSCウサギ血清(DAKO PATTS)》
      Code # P166, Lot # 125
      SC specific, 能書等，当製品の明細は一切公表されていない。DAKO JAPANによると，力価は5.9mg/ml程度である。+4℃に遮光保存する。
   《ペルオキシダーゼ標識抗ヒトIgAヤギ血清(CPL)》
      Code # 3201-0021, Lot # 26998
      Alpha Chain Specific, 力価は6.0mg/ml。+4℃に保存する。
   《ペルオキシダーゼ標識抗ヒトIgGヤギ血清(CPL)》

Code # 3201-0121, Lot # 29452
Fc fragment specific, 力価は5.0mg/ml。+4℃に保存する。

⑥基質溶液
《OPD(o-Phenylenediamine)》
遮光容器中で，リン酸クエン酸buffer*(pH5.0)の100mlにOPD 40mgをよく溶かし，使用直前に30%H_2O_2 40μl加える。
註*リン酸クエン酸buffer(pH5.0)：0.1Mクエン酸(19.2g/l)24.3mlと0.2M $Na_2HPO_4 \cdot 12H_2O$(71.6g/l)25.7mlとDW 50ml，各々の溶液を調整しておき，用時に混合する。

⑦反応停止液
《4N-H_2SO_4》

⑧標準血清
《標準ヒトsIgA(MBL)》
Code # 5175-2, Lot # IJ-18
ヒト初乳よりクロマト精製。
St1：sIgA濃度0.07μg/ml, St2：sIgA濃度0.28μg/ml
St3：sIgA濃度1.1μg/ml, St4：sIgA濃度4.4μg/ml
St5：sIgA濃度17.8μg/ml, St6：sIgA濃度71μg/ml

《NORパルチゲン用(IgG+IgA+IgM)標準血清(Hoechst)》
Code # 177-21053-0, Lot # 39U002
1液(ﾊﾞｲｱﾙNo.39U102)：IgG濃度 8.34mg/ml, IgA濃度1.68mg/ml
2液(ﾊﾞｲｱﾙNo.39U202)：IgG濃度16.36mg/ml, IgA濃度3.28mg/ml
3液(ﾊﾞｲｱﾙNo.39U302)：IgG濃度34.25mg/ml, IgA濃度6.70mg/ml

《対照プール乳清》
OP1G(P：Para妊娠, G：Gravida出産)，33歳の褥婦の分娩后3日目の初乳。予備実験より，高いELISA麻疹抗体を示した。

⑨ポリスティレンマイクロプレート
《Immulon 1 (DYNATECH)》
Code # 011-010-3350, Lot # 9011244006
12×8列(96穴)，フラットボトム。

⑩吸光度測定マイクロプレートリーダ
《MPR-A4(東洋曹達工業)》
測定リニア範囲O.D.は，0.000～1.500。2波長測光，サンプル側(MEAS.)を492nm, リファレンス側(REF.)を600nmで使用。
《MTP-22(CORONA)》
測定リニア範囲O.D.は，-0.500～+1.999。2波長測光，MEAS.550nm, REF.610nmで使用。

⑪オートミニウオッシャ
《AMW-Ⅱ(BioTec)》
ホール内の吸引ノズルの位置はエッジ位置，洗浄モードはセットされた列

毎の洗浄を行い，洗浄待ち時間は0SEC，吸引時間は3SECに設定した。

B．SRID

①血漿蛋白定量用免疫拡散板
　《NORパルチゲンIgG(Hoechst)》
　　Code # 177-20470-6(OSLN), Lot # 17U002
　　抗IgG血清含有平板，1プレート12孔，測定濃度範囲2.88～42.48mg/ml，
　　抗IgG(γ鎖)血清245Unit*/プレート。
　　註*Unit(ゲル抗体価)＝抗血清の抗体価(mg/ml)×ゲル内の抗血清
　　　の濃度(%)
　《NORパルチゲンIgA(Hoechst)》
　　Code # 177-20471-3(OSLN), Lot # 30U003
　　抗IgA血清含有平板，1プレート12孔，測定濃度範囲0.50～7.52mg/ml，
　　抗IgA(α鎖)血清42.4Unit/プレート。
　《LCパルチゲンIgA(Hoechst)》
　　Code # 177-20418-8(OTCP), Lot # 056148
　　抗IgA血清含有平板，1プレート12孔，測定濃度範囲0.008～0.0133mg/ml。
②標準血清
　《NORパルチゲン用(IgG+IgA+IgM)標準血清(Hoechst)》
　　ELISA試薬⑧を流用。
③イムノビュアー
　《IMMUNO VIEWER-MU(JOOKOO)》
④沈降輪測定用器具
　《メスシャプロン(Hoechst)》
　《ルーペ(UCHIDA)》
　　製図用ルーペ，拡大率×10。

C．HI

①抗原
　《麻疹ウイルスHI試験HA抗原(DENKA SEIKEN)》
　　Code # 410 107, Lot # 49810
　　力価1：64以上。麻疹ウイルス豊島株より作成。
②ミドリザル赤血球液
　《GM RBC JV-106》
　　日本ポリオ研子猿新鮮血球，滅菌アルセバー液浮遊。日本ポリオ研究所よ
　　り分譲して頂いた。＋4℃に保存し，採血後1週間以内に使用した。

《50%吸収用RBC》
　　上記のミドリザル赤血球をM/15PBSで4回(2,500rpm, 15分)洗浄後, その血球沈渣の2倍量のM/15PBSを加えて調製する。
《0.5%反応用RBC》
　　50%吸収用RBCより, 0.5%RBCを調整(0.1%BSA, 0.01%gelatinを含む)を調製する。
③洗浄液
《M/15PBS(pH7.2)》
　　NaCl 4g, $Na_2HPO_4 \cdot 12H_2O$ 17.18g, KH_2PO_4 2.53gをDWに溶解して1,000mlとし, 高圧蒸気滅菌して調整する。
④希釈液
《BSA0.1W/V%, ゼラチン0.01W/V%加M/15PBS(pH7.2)》
　　M/15PBSにBSA 0.1W/V%, ゼラチン0.01W/V%を添加し, 無菌濾過する。
⑤カオリン液
《25%カオリン浮遊液》
　　カオリンをM/15PBSで3回洗浄後, 25%に浮遊し高圧蒸気滅菌をして使用。
⑥マイクロプレート
《ディスホーザブルソフトトレー型式V(BioTec)》
　　Code # A-221, Lot # 80661
　　12×8列(96穴)。
⑦判定用ビュアー
《フジカラーライトボックス5000(FUJICOLOR)》

D. 市販キット

①血中IgG型麻疹抗体検出用キット
《MEASLESTAT(M.A.Bioproducts)》
　　CAT # 30-339U, Lot # 8E0949
　　国内代理店；旭メディカルより提供された。国内未市販。

　　　　　　　※　　　　　　※　　　　　　※

5 実験方法

5.1 実験項目

本論文で遂行した実験と方法を次に掲げた。

乳清

① sIgA, IgG量の定量　……………………　ＥＬＩＳＡ法（平行線定量）
② sIgA型麻疹抗体測定　……………………　ＥＬＩＳＡ法（平行線定量）
③ 麻疹ウイルス抗体ＨＩ試験　…………　ＨＩ試験マイクロタイター法

　sIgA量の定量，sIgA型麻疹抗体測定に対しては，その信頼性の基礎検討を行った。
　total IgA量の定量，total IgA型麻疹抗体測定も，ＥＬＩＳＡ法（平行線定量）で試みた。IgG型麻疹抗体は，同手技で測定不可能であった。

母体血清・臍帯血清

① IgA, IgG量の定量　………………………　ＳＲＩＤ法(Mancini法)
② IgG型麻疹抗体測定　……………………　ELISA kit
③ 麻疹ウイルス抗体ＨＩ試験　…………　ＨＩ試験マイクロタイター法

　　　　　　　　　　※　　　　※　　　　※

5.2 母乳中のクラス別免疫グロブリン及び特異抗体測定法

本論文で採用した乳清の分析原理,基礎条件検討,術式の詳細を以下に述べる。

A. micro-ELISA法[28)29)]の原理

分析原理は,ダブルサンドイッチ・エンザイム・イムノアッセイに基づく。マイクロプレートのwellに物理的吸着により固相化した抗原,抗原抗体反応により固相抗原に捕捉された抗体,同じく抗原抗体反応により抗体に結合した酵素標識抗体の順番で重ねる。検体中の抗体量と比例した酵素がwell上に存在することになるので,酵素の基質への触媒作用で得られた発色は抗原量に比例する。

B. sIgA量の定量条件の基礎検討

予備実験として,以下の基礎検討を行った。
①Box titration
　抗原,被検乳清,酵素標識抗体(conjugate)の濃度は,Box titrationにより希釈系列を作成し吸光度測定を行い,至適濃度を決定した。
②標準曲線の検討
　各希釈濃度の標準ヒトsIgAより得られた測定値(O.D.492nm)を縦軸に,sIgA濃度を横軸に各々対数目盛りでプロットして標準曲線を作成し,相関係数rと直線性(F値)を検討した。
③同時再現性試験
　検体3例を用いて,sIgA量のsingle測定を10回同時に行い,その変動係数(以下C.V.)を検討した。sIgA濃度が高濃度,中濃度及び低濃度の3濃度レベルの乳清を試料とした。
④日差再現性試験
　検体3例を用いて,これを遠心し,その乳清をアリクオットしたものを試料として,日を変えて3日間の測定を行い,各測定間のC.V.を求めた。sIgA濃度が高濃度,中濃度及び低濃度の3濃度レベルの乳清を試料とした。
⑤添加回収試験
　所定濃度の標準ヒトsIgA(St6)の一定量を,3検体に添加してテスト試料を作成し,標準物質添加前後のsIgA量を定量し,平均回収率(%)を求めた。sIgA濃度が高濃度,中濃度及び低濃度の3濃度レベルの乳清を試料とした。
⑥解凍によるsIgA量への影響
　乳清に処理後,直ちに測定した値と,−80℃で1週間冷凍保存した値を比較し,その損失(%)を求めた。sIgA濃度が高濃度,中濃度及び低濃度の3濃度レベルの

乳清を試料とした。
⑦total IgA量の定量

　ここに，total IgA量とは，本論文でのsIgA定量時のＥＬＩＳＡ術式に於て，抗α鎖固相法で，標準液として標準ヒトIgAを使用し，抗α鎖酵素標識抗体で測定したものを指す。これは，従来の測定法の１つのモデルとして仮定したもので，total IgA量の測定に際しても，予備実験を遂行し，条件設定【表５】(p21)をした。

C．sIgA型麻疹抗体の測定条件の基礎検討

①Box titration
②標準曲線の検討
③同時再現性試験
④日差再現性試験
　以上，①〜④は，前項Ｂ．と同様である。
⑤非特異的反応の検討
　麻疹ウイルス抗原を１：300倍希釈したものをinhibitorとし，乳清を所定濃度にinhibitorで希釈系列後，＋37℃で60分間インキュベーションをした。これをインヒビション検体とし，インヒビション前の乳清と共に，各々sIgA型麻疹抗体測定試験を実施した。インヒビション検体には，比較的高いＥＬＩＳＡ麻疹抗体を示す乳清を採用した。
⑥解凍によるsIgA型麻疹抗体量への影響
　乳清に処理後，直ちに測定した値と，−80℃で１週間冷凍保存した値を比較し，その損失(％)を求めた。sIgA型麻疹抗体量が高，中及び低の３濃度レベルの乳清を試料とした。
⑦total IgA型麻疹抗体の測定
　total IgA型麻疹抗体とは，本論文でのsIgA型麻疹抗体測定時のＥＬＩＳＡ術式に於て，酵素標識抗体を抗α鎖酵素標識抗体に変更し測定したものを指す。これは，従来の測定法の１つのモデルとして仮定したもので，total IgA型麻疹抗体の測定に際しても，予備実験を遂行し，条件設定【表５】(p21)をした。

D．乳清中のsIgA型麻疹抗体測定のプロトコル

　乳清の希釈は，乳清の若干の粘性を考慮し，各希釈系列を小試験管にて親ダイリューションを取り，マイクロプレートのwellに移し実験をする。
　また，検体希釈，測定操作時に於ける唾液(sIgAを含む)の混入は，測定値に大きな影響を与える為，マスク着用で操作する。
　試薬及び検体は使用前に室温にしなければならない。

ＥＬＩＳＡ法による，麻疹ウイルスの特異的免疫グロブリンクラスsIgA抗体の測定に，本論文で確立した手技のプロトコルを詳述する。概略は【図２】(p21)に示した。

［手順１］
　麻疹抗原を炭酸重炭酸バッファーで１：1000倍に希釈して，至適濃度にする。マイクロプレートの各wellに希釈抗原を75μl/wellで分注し，＋４℃で一晩静置し固相に吸着させる。

［手順２］
　オートミニウオッシャを用い，PBS/Tweenを300μl/wellで３回洗浄する。その後，ペーパータオルでプレートを包み逆にして台上で叩き，PBS/Tweenを完全に除去する。

［手順３］
　乳清並びに検量線用プール乳清を，0.1%BSA-PBS/Tweenで所定濃度に2^n系列希釈された親ダイリューションを，マイクロプレートに50μl/wellで注入する。試薬ブランクは比色度測定の際の対照となる。全て二重測定とする。
　抗原抗体反応により，乳清中のsIgA, mIgA, dIgA, IgGなどが捕捉される。ＦＳＣは，抗ウイルス活性がない【表３】(p6)ので捕捉されず，洗浄される。

［手順４］
　電気孵卵器(TH-57, HIRASAWA)中で，＋37℃で60分間インキュベーション後，オートミニウオッシャを用い，PBS/Tweenを300μl/wellで３回洗浄する。その後，ペーパータオルでプレートを包み逆にして台上で叩き，PBS/Tweenを完全に除去する。

［手順５］
　0.1%BSA-PBS/Tweenで至適濃度に希釈したペルオキシダーゼ標識抗ヒトＳＣウサギ血清100μl/wellを加え，＋37℃，60分で反応させる。反応後，PBS/Tweenでオートミニウオッシャを用い，300μl/wellで４回洗浄する。この洗いは，特に厳密に行わないと，非特異的発色が出やすい。ペーパータオルでプレートを包み逆にして台上で叩き，PBS/Tweenを完全に除去する。
　ＦＳＣは洗浄された為，ペルオキシダーゼ標識抗ヒトＳＣウサギ血清では，sIgA型麻疹抗体のみが特異的に検出されることになる。

［手順６］
　基質溶液(ＯＰＤ)を200μl/wellで加え，black box中，室温にて約30分程静置後，４Ｎ-H_2SO_4を25μl/wellを加えて，反応を停止する。マイクロミキサー(MX-4, SANKO JUNYAKU)を用いて攪拌する。
　各プレートに入れた標準検体が，同程度の吸光度に達すると反応を停止することにより，常に一定の条件を保つことが可能である。

［手順７］
　直ちに，試薬ブランクでゼロ調整し，MEAS.492nm，REF.600nmにてプレートリーダーで吸光度を測定，プリントアウトする。リーダーは光学系が安定する迄，事前に20分以上ウォーミングアップした。

E．母乳の分析条件一覧

　乳清中のsIgA，IgG量の定量は，予備実験の結果，【表5】(p21)のように条件設定をして行った。
　原理は乳清中のsIgA型麻疹抗体測定と同じELISAの手技によった。プロトコルは，抗原の種類，検体乳清の希釈系列，第二抗体の種類と希釈倍数，標準物質及びその希釈系列に違いがあるが，他の詳細はsIgA型麻疹抗体測定のプロトコルと同等にした。

F．データ処理

　測定された吸光度によって，抗体量を表示する方法は，研究者によって様々である。本論文では，統計処理に平行線定量法[30)31)]を導入した。2つ以上の検体の活性の強さの違いの有無を検定するには，定性的方法を使うが，その違いの大きさを推定するには，平行線定量を用い，強さの違いを相対力価(Relative Potency，以下RP)で表すのが良い。相対力価推定法は，標準品を設定して生物活性の定量を行う手法である。平行線定量のELISAへの応用については，国際レベルで比較でき，最も良い方法であるとしているが，実際に用いている施設は少なく，その是非が検討中である[32)33)]。
　以下の計算手順が自動的に実行されるように，北山らの平行線定量解析プログラム(NEC，PC-9801用)[34)]及び市販表計算ソフトを用いた。
　①プール乳清(標準sIgA)と被検乳清の希釈倍率と吸光度を対数変換する。②プール乳清(標準sIgA)の直線性を検討する。③被検乳清の直線性を検討する。④2本の回帰直線の平行性を検定する。⑤同一の吸光度に於ける2本の回帰直線の距離を計算する。⑥距離のanti-log，即ち相対力価を計算する。
　上記①に於ける希釈倍率と吸光度の対数変換は，Lambert-Beerの法則[35)36)]に従い，採用した。
　本手技の希釈範囲内に於て平行線定量が不可能な場合，直線性の成立する範囲を選択して平行線定量を行った。

　　　　　　　　　　　※　　　　　※　　　　　※

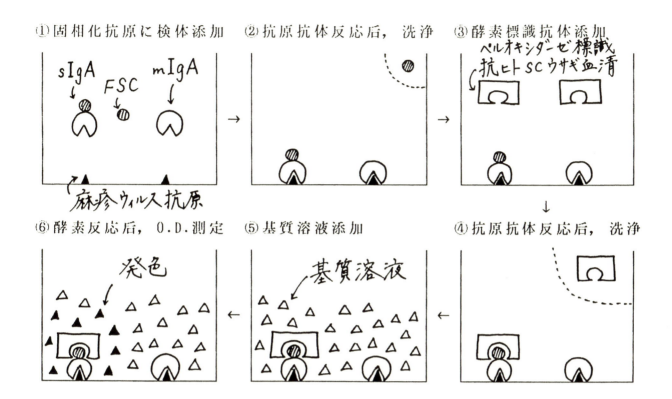

【図2】ELISA法によるsIgA型麻疹抗体の測定手順の概略

【表5】母乳の分析条件一覧

	Ig量の定量			特異的麻疹抗体の測定	
	sIgA	total IgA*	IgG	sIgA	total IgA*
抗　　　原	Anti-IgA	Anti-IgA	Anti-IgG	田辺株TD97株	
希釈倍数	×1,000	×1,000	×1,000	×1,000	
検体乳清 希釈系列	×4,000 ×16,000 ×64,000 ×256,000	×4,000 ×16,000 ×64,000 ×256,000	×100 ×400 ×1,600 ×6,400	×5 ×10 ×20 ×40	
酵素標 識抗体	Anti SC ×300	Anti α ×1,000	Anti γ ×1,000	Anti SC ×300	Anti α ×300
標準乳清 希釈系列	sIgA用St5 ×5 ×20 ×80 ×320 ×1,280	IgA用1液 ×1,000 ×4,000 ×16,000 ×64,000 ×256,000	IgG用1液 ×10,000 ×40,000 ×160,000 ×640,000 ×2560,000	プール乳清 ×5 ×10 ×20 ×40 ×80	

註* total IgAは，予備実験用

5.3 母体血・臍帯血中のクラス別免疫グロブリン及び特異抗体測定法

母体血清・臍帯血清の分析に，採用した原理，術式の詳細を述べる。

A. SRID法(Mancini法[37])の原理

抗血清を一様に混合した抗体含有寒天板に円筒上の抗原孔を作り，抗原液を一定量注入する。抗原は寒天板内を放射状に拡散し，抗原抗体反応により白い沈降輪として観察される。温度や反応時間が一定であれば，リングの直径は拡散の法則に従って，$k\sqrt{濃度/分子量}$が成立する。濃度既知の標準血清で作成した検量線から，抗原成分の免疫学的定量が可能である。

B. 母体血清・臍帯血清中のIgA，IgG定量のプロトコル

母体血清のIgA，IgG，臍帯血清のIgGの定量に際しては，血漿蛋白定量用免疫拡散板NORパルチゲン(Hoechst)を用いた。乳清とは違って血清中のIgAは，その90%以上がmIgAである為，SRID法で，特異的にIgAを測定可能である。また，臍帯血清のIgA濃度については，低濃度用LCパルチゲン(Hoechst)を用いてIgA濃度の異常の検索を試みた。そのプロトコルは，次の如し。

[手順1]
　抗原孔に，NORパルチゲン用(IgG+IgA+IgM)標準血清の1液，2液及び3液と被検血清を正確に5μlずつ添加する。
　LCパルチゲンの場合は，生理食塩水で100倍希釈した標準血清の1液，2液及び3液と1倍希釈の被検血清を正確に20μlずつ添加する。

[手順2]
　室温にて48時間以上水平状態で静置後，形成された沈降輪の直径を0.1mmの単位まで，目盛板付ピーク・スケール・ルーペ，あるいはメスシャプロン(Hoechst)によって測定する。

[手順3]
　標準血清の1液，2液及び3液のIgG濃度を横軸に，それに対する沈降輪の直径の二乗を縦軸に目盛り検量線を作成する。この検量線から被検血清の沈降輪の直径に対する蛋白濃度を求める。

C. 母体血清・臍帯血清中のIgG型麻疹抗体測定のプロトコル

母体血清・臍帯血清中のIgG型麻疹抗体測定には，キットMEASLESTAT(M.A.Bioproducts)を試用した。当キットは，ELISA法に基づいた固相法を利用して，血清中のIgG型麻疹抗体を検出するものである。

　検体血清中のIgG型麻疹抗体の有無は，同時に測定したPC(Positive Control, 陽性対照血清)，LPS(Low Positive Standard, 弱陽性標準血清)，NC(Negative Control, 陰性対照血清)，HS(High Positive Control, 強陽性標準血清)，NS(Negative Standard, 陰性標準血清)と比較することによる。

　LPSの三重測定結果の平均値LPSV(Low Positive Standard Value)を求め，各検体の吸光度とLPSVの比MI(Measlestat Index)を求め，次の如く判定を下した。MI＜1.00は陰性，1.00≦MI＜2.50は弱陽性，2.50≦MI＜4.30は中陽性，MI≧4.30では強陽性とした。

　当キットのプロトコルは，次のようである。

［手順1］
　　Rinse 2×(PBS/Tween), Soak 5 min.,
　　Add 100μl of prediluted sera(21×)

［手順2］
　　Mix on micromixer for 15 min., Rinse 2×, Soak 5 min.

［手順3］
　　Add 100μl of Conjugate(Alkaline Phosphatase Conjugated (Rabbit) Anti-human IgG)

［手順4］
　　Mix on micromixer for 15 min., Rinse 2×, Soak 5 min.

［手順5］
　　Add 100μl of Substrate(Phenolphthalein Monophosphate)

［手順6］
　　Mix on micromixer for 15 min.

［手順7］
　　Add 200μl of stop Reagent($Na_3PO_4 \cdot 12H_2O$)

［手順8］
　　Mix 1-2 min.

［手順9］
　　Read absorbance at 550nm(MEAS.550nm, REF.610nm)

※　　　　※　　　　※

5.4　麻疹ウイルス抗体HI試験術式

　従来の抗体測定法であるHIとELISAとの相関を検討する為に，HI試験を実施した。

　乳清に対する予備実験の結果，非特異的凝集の起こることが判明し，乳清中の非特異的インヒビターは，血清の場合と同様カオリン処理により除去することとした。

　マイクロタイター法（微量力価法）による，HI試験術式[38)39)40)]は次のようである。

[手順1]

　血清・乳清0.2mlにM/15PBS 0.6mlを加えて希釈（小試験管使用）し，これに25%カオリン 0.8mlを添加し，約20分間振盪する。次いで3,000rpm，20分遠心（CD-50SR, TOMY SEIKO）後，上清を出来るだけ多く採る（カオリン処理により，非特異的HAインヒビターを除去した）。

[手順2]

　この上清に50%RBC 0.2mlを加え振盪後，室温に60分置く。2,500rpm，5分遠心（CD-50SR, TOMY SEIKO）して，上清を採る（血球処理により，赤血球の非特異的凝集素を吸収除去した）。この処理血清・乳清は，希釈度を1：8とみなしてHI testに使用する。

[手順3]

　HI試験に用いる抗原のHA価を，V型マイクロプレートを用いてHA試験【表6】（p25）を実施し，確認する。

[手順4]

　HA価が1：4を保持するように希釈した抗原を用い，HI試験【表7】（p25）を行う。Second titrationにより，HI試験に使った抗原のHA価が1：4であることを確かめる。

　血清対照は凝集（－）であること。（＋）の場合は赤血球吸収処理を再び行い再試験を実施する。

　　　　　　　　　※　　　　　※　　　　　※

【表6】 HA価測定の手順

抗原希釈倍数	1:1	2	4	8	16	32	64		血球対照
希釈液 μl 抗原 μl	− 50 →	25) 25) →	25) 25) →	25) 25) →	25) 25) →	25) 25) →	25) 25) →	捨てる 25	25 −
希釈液 μl	25	25	25	25	25	25	25		25
0.5%RBC μl	50	50	50	50	50	50	50		50
感作	+37℃, 120分間									
判定	完全凝集した終末の希釈倍数を，その抗原のHA価とする。									

【表7】 HI試験の手順

血清希釈倍数	1:8	16	32	64	128	256	512		血清対照
希釈液 μl 1:8血清 μl	− 50 →	25) 25) →	25) 25) →	25) 25) →	25) 25) →	25) 25) →	25) 25) →	捨てる 25	25 25
抗原 μl	25	25	25	25	25	25	25		−
感作	室温, 60分間									
0.5%RBC μl	50	50	50	50	50	50	50		50
感作	+37℃, 120分間									
判定	血球凝集を完全に阻止した血清希釈倍数をHI価とする。									

6 結果

6.1 対象者の背景

　母乳の組成成分は，個体差のみならず，分泌量，1日の時刻，分娩後の日数，年齢，出産回数，食餌組成，季節，地域等，諸々の影響を受ける[41]為，これら変動要因を考慮する必要がある。
　母乳採取個人票【表3】(p9)より，母親と児の変動要因を分析し，これを以下に明示した。平均値±1SDの値も併記した。

A. 母親

　分娩日は1988年10月9日から同年10月17日迄の9日間，採乳日は1988年10月12日から同年10月22日迄の10日間にわたり，母乳は分娩後2日目から5日目の初乳であった。詳しくは，分娩後2日目が2人，3日目が8人，4日目が7人，5日目が3人であった。分娩後日数を表現するに際し，分娩日時と採乳日時から時間計算(t時間)を行い，24hr≦t＜48hrを2日目，48hr≦t＜72hrを3日目，72hr≦t＜96hrを4日目，96hr≦t＜120hrを5日目とした。
　分娩週数は，日数に換算すると満263～290日(満277±7日)で，全例がWHOによる正期産(満259～293日の分娩)であった。分娩歴をみると，対象者20人の内，第1子13人，第2子6人，第5子1人であった。
　採乳日当日の年齢構成をみると，22～38歳(28.3±3.3歳)であった。身長は145～165cm(156±5.4cm)，採乳日の採乳直前の体重は48～64kg(56.3±4.5kg)で，身長145cm体重48kgの1人を除いて，痩せているものはなく体格は中が大部分で小柄なものは存在しなかった。
　母乳分泌は，余る人が3人，丁度良い人が9人，不足の人が8人で，採乳日1日の全母乳量は160～480g/day(301±55g/day)であった。正確に体重計を用いて計量をしていないが，看護婦の判断による，およその目安とした。
　薬物投与は，全例なかった。
　麻疹の既往歴は対象者20人の内，無が2名，有が18名であった。麻疹のワクチン接種は，20人の内，既往歴無の2名が無，残り18名は不明(Don't know，以下DK)であった。
　風疹の既往歴は対象者20人の内，無が7名，有が13名であった。風疹のワクチン接種は，20人の内，無が3名，有が3名，残り14名はDKであった。
　特記は，全例なかった。
　尚，対象者の訪れたY産婦人科病院が位置する八王子市の地域背景としては，人口38万の東京都南西端の商工業都市で，同地方の中心である。

B．児

　男女比をみると，男60％，女40％で，若干女児が多かった。
　生下時の体重は，2,510～3,662g(3,061±256g)で全例，相当体重児(appropriate-for-dates infant：ＡＦＤ児)であった。採乳日の採乳直前の体重は2,578～3,442g(2,964±215g)で，生下時体重の4～5％の減少即ち生理的体重減少は95％の児に認められた。
　児の栄養方法は，母乳栄養が80％，混合栄養が40％で，人工栄養はなかった。
　母乳の吸啜力は，強いが30％，普通が70％で，弱いはなかった。

　　　　　　　　　　　※　　　　　※　　　　　※

6.2 乳清の測定条件の基礎検討

A．乳清中のsIgA定量条件の基礎検討

①Box titration【表8】(p30)
　抗原，乳清の濃度は，Box titrationにより抗原の希釈倍数1：1,000，乳清の希釈系列1：4,000, 16,000, 64,000, 256,000を用いることに決定した。個体差が大きな為，乳清の希釈系列をfourfoldとし，それをカバーした。
　抗原希釈倍数を決定する為に，1：500から1：2,000の3段階(twofold)に抗原を希釈し，乳清の希釈系列を決定する為に，1：1,000から1：1,000,000の4段階(tenfold)に乳清を希釈し，O.D.値の分布を比較した。更に，conjugateの希釈倍率については，1：150から1：600の3段階(twofold)の希釈系列を作り吸光度測定を行った結果，1：300とした場合に，乳清の抗体量に依存して最もO.D.が高くなった為，これを採用した。

②標準曲線の検討【図3】(p31)
　相関係数$r=0.885(p<0.01)$，直線性（F値）$=1.58$の良好な直線関係が得られた。

③同時再現性試験【表9】(p32)
　single測定のC.V.$=8.88, 10.7, 7.73\%$であり，外れ値も存在し，duplicate測定の必要性が示唆された。従って，本試験では，duplicate測定とすることにした。

④日差再現性試験【表10】(p32)
　C.V.$=3.96, 4.19, 3.48\%$と良好であった。

⑤添加回収試験【表11】(p33)
　平均回収率$=112, 105, 101\%$と非常に良好な成績を得た。本論文の手技により，特異的にsIgAを定量していることが証明された。

⑥解凍によるsIgA量への影響【表12】(p34)
　乳清状態で1回の凍結融解によるsIgA量への影響の試験の結果，15〜25%程度の減少をみた。これは，④日差再現性を鑑みて，乳清の凍結によるsIgA量の減少を示唆した。従って，本試験では乳清状態での保存を避け，乳清処理後速やかに実験に供することにした。

⑦total IgA量の定量
　結果は，6.4に後述する。

B．乳清中のsIgA型麻疹抗体測定条件の基礎検討

①Box titration【表13】(p30)
　抗原，乳清の濃度は，Box titrationにより抗原の希釈倍数1：1,000，乳清の希釈系列1：5,10,20,40を用いることに決定した。

抗原の希釈倍数を決定する為に，1：500から1：2,000の3段階(twofold)に抗原を希釈し，乳清の希釈系列を決定する為に，1：5から1：135の5段階(threefold)に乳清を希釈し，O.D.値の分布を比較した。更に，conjugateの希釈倍数については，1：150から1：600の3段階(twofold)の希釈系列を作り吸光度測定を行った結果，1：300とした場合に，乳清の抗体量に依存して最もO.D.が高くなった為，これを採用した。血清に比べて母乳では中和抗体の力価が低い為，conjugateの濃度が，一般の血清の実験に比べて濃くなった。

②標準曲線の検討【図4】(p31)

相関係数 $r=0.982(p<0.01)$，直線性(F値)＝3.53の良好な直線関係が得られた。

③同時再現性試験【表14】(p32)

single測定のC.V.＝2.87，10.8，5.81％であり，外れ値も存在し，duplicate測定の必要性が示唆された。従って，本試験では，duplicate測定とすることにした。

④日差再現性試験【表15】(p32)

C.V.＝2.39，7.91，5.51％と良好であった。

⑤非特異的反応の検討【図5】(p33)

インヒビション検体とインヒビション未処理検体と比較の結果，本研究の希釈範囲内の80倍希釈迄，インヒビションされた。本論文の手技により，特異的に麻疹抗体を検出していることが証明された。

⑥解凍によるsIgA型麻疹抗体量への影響【表16】(p34)

1回の凍結融解によるsIgA型麻疹抗体量への影響の試験の結果，12〜21％程度の減少をみた。これは，④日差再現性を鑑みて，乳清の凍結によるsIgA型麻疹抗体量の減少を示唆した。従って，本試験では乳清状態での保存を避け，乳清処理後速やかに実験に供することにした。

⑦total IgA型麻疹抗体測定

結果は，6.5に後述する。

※　　　　※　　　　※

【表8】乳清中のsIgA定量時の
　　　Box titration

酵素標識抗体×150

乳清	抗原		
	500	1,000	2,000
10^3	0.961	1.086	0.975
10^4	0.650	0.546	0.693
10^5	0.406	0.185	0.126
10^6	0.292	0.104	0.043

酵素標識抗体×300

乳清	抗原		
	500	1,000	2,000
10^3	1.151	1.308	1.100
10^4	0.897	1.126	0.783
10^5	0.109	0.085	0.128
10^6	0.026	0.007	0.031

酵素標識抗体×600

乳清	抗原		
	500	1,000	2,000
10^3	0.724	0.948	0.569
10^4	0.482	0.523	0.432
10^5	0.081	0.029	0.071
10^6	0.021	0.000	0.003

単位(O.D.492nm)

【表13】乳清中のsIgA型麻疹抗体
　　　　測定時のBox titration

酵素標識抗体×150

乳清	抗原		
	500	1,000	2,000
5	0.444	0.754	0.392
15	0.376	0.718	0.436
45	0.129	0.216	0.096
135	0.034	0.055	0.037

酵素標識抗体×300

乳清	抗原		
	500	1,000	2,000
5	0.861	0.936	0.683
15	0.797	0.826	0.604
45	0.141	0.147	0.073
135	0.091	0.082	0.028

酵素標識抗体×600

乳清	抗原		
	500	1,000	2,000
5	0.566	0.612	0.325
15	0.499	0.508	0.236
45	0.107	0.098	0.024
135	0.043	0.032	0.005

単位(O.D.492nm)

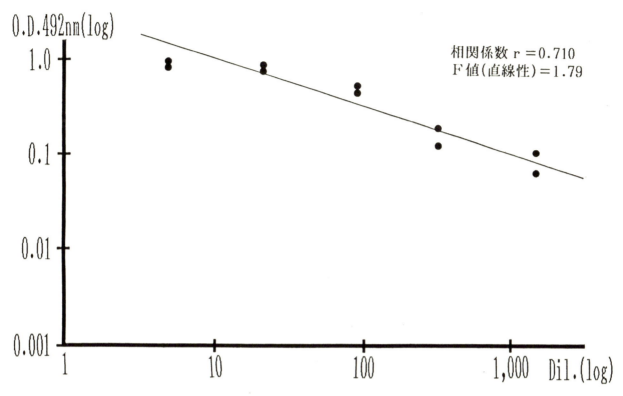

【図3】 乳清中のsIgA定量時の標準曲線

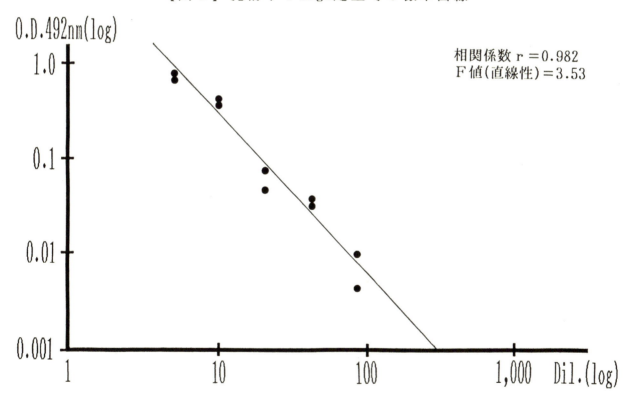

【図4】 乳清中のsIgA型麻疹抗体測定時の標準曲線

【表9】乳清中のsIgA定量時の
　　　同時再現性試験

		乳　清		
		1	2	3
回	1	16.5	10.2	1.65
	2	17.1	10.4	1.59
	3	14.8	9.08	1.43
	4	16.3	9.68	1.57
	5	17.4	9.42	1.36
	6	16.8	9.23	1.55
数	7	16.0	9.42	1.36
	8	16.2	8.93	1.52
	9	15.0	9.39	1.43
	10	12.4	6.58	1.28
平均値		15.8	9.24	1.47
S.D.		1.4	0.99	0.11
C.V.		8.88	10.7	7.73

single測定　　　　　　単位(mg/ml)

【表14】乳清中のsIgA型麻疹抗体
　　　　測定時の同時再現性試験

		乳　清		
		1	2	3
回	1	0.584	0.516	0.380
	2	0.657	0.506	0.382
	3	0.625	0.516	0.408
	4	0.628	0.500	0.383
	5	0.604	0.537	0.420
	6	0.616	0.514	0.388
数	7	0.615	0.507	0.378
	8	0.614	0.337	0.377
	9	0.631	0.495	0.383
	10	0.614	0.495	0.329
平均値		0.618	0.492	0.383
S.D.		0.018	0.053	0.022
C.V.		2.87	10.8	5.81

single測定　　　　　　単位(相対力価RP)

【表10】乳清中のsIgA定量時の
　　　　日差再現性試験

		乳　清		
		1	2	3
回	1	33.8	7.67	1.71
	2	31.9	7.55	1.67
数	3	30.7	6.96	1.57
平均値		32.1	7.39	1.65
S.D.		1.3	0.31	0.06
C.V.		3.96	4.19	3.48

duplicate測定　　　　　単位(mg/ml)

【表15】乳清中のsIgA型麻疹抗体
　　　　測定時の日差再現性試験

		乳　清		
		1	2	3
回	1	1.29	0.933	0.514
	2	1.26	0.896	0.450
数	3	1.22	0.777	0.476
平均値		1.26	0.869	0.480
S.D.		0.03	0.067	0.026
C.V.		2.39	7.91	5.51

duplicate測定　　　　　単位(相対力価RP)

【表11】乳清中のsIgA定量時の添加回収試験

		sIgA量 mg/ml	添加量 mg/ml	期待値 mg/ml	実測値 mg/ml	回収率 %
乳	1	25.5	7.1	32.6	33.4	112
	2	4.89	7.1	12.0	12.3	105
清	3	1.37	7.1	8.47	8.57	101

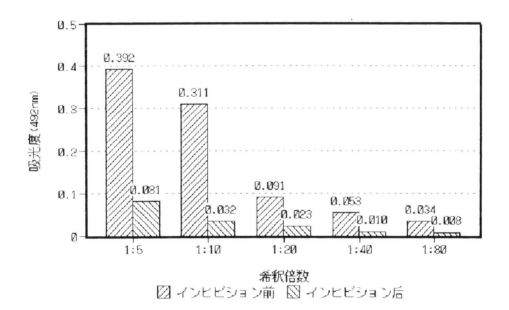

【図5】乳清中のsIgA型麻疹抗体測定時の麻疹ウイルスによる阻止試験

【表12】解凍によるsIgA量への影響

		sIgA量 mg/ml		損 失 %
		解凍前	解凍后	
乳	1	34.0	29.2	14.3
	2	7.57	5.82	23.1
清	3	3.93	2.92	25.7

【表16】解凍によるsIgA型麻疹抗体量への影響

		相対力価RP		損 失 %
		解凍前	解凍后	
乳	1	1.00	0.884	11.5
	2	0.821	0.650	20.9
清	3	0.421	0.345	17.9

6.3 免疫グロブリン定量の成績

A. 初乳中のsIgA, IgG定量成績

初乳中sIgA, IgG量の分娩後経過日数に於ける推移を【図6】(p36),【図7】(p36)に示した。sIgA量の幾何平均値(平均値±1SD)は, 分娩後2日目(2例)が27.3±19.9mg/ml, 3日目(8例)が9.62±7.12mg/ml, 4日目(7例)が7.28±4.95mg/ml, 5日目(3例)が2.05±1.16mg/mlで, 個体差が非常に大きかった。IgG濃度の幾何平均値は, 分娩后2日目が0.302±0.203mg/ml, 3日目が0.153±0.122mg/ml, 4日目が0.133±0.107mg/ml, 5日目が0.057±0.001mg/mlであった。

初乳中のsIgA量は, 分娩後2日目より3日目にかけて急激な減少を示し, その後大きな変動を示すことなく減少していた。初乳中のIgG量も, その減少程度は少ないが, 初乳中のIgAと同じような傾向を示した。

sIgA定量の術式に於て, 抗α鎖抗体固相法で, 標準液として7SIgAを使用し, 抗α鎖酵素標識抗体でtotal IgA量の測定をしたところ, 幾何平均値は, 分娩後日数2日目が14.0±10.7mg/ml, 3日目が4.92±3.08mg/ml, 4日目が3.07±1.45mg/ml, 5日目が1.13±0.17mg/mlとなった。sIgA量とtotal IgA量との相関係数はr=0.861($p<0.01$)で有意な関係があり, IgAの相対的な濃度推移の大要を示してはいるが, sIgA量の平均9.45mg/mlに対しtotal IgA量は平均4.61mg/mlで, sIgA濃度よりもtotal IgA濃度は低値を示した。

B. 母体血・臍帯血中のIgA, IgG定量成績

母体血中のIgA濃度は, 20例全体で2.56±0.60mg/ml, IgG濃度は11.7±2.8mg/mlであった。日本人成人女性の正常範囲(IgA濃度2.49±0.82mg/ml, IgG濃度11.58±3.05mg/ml, 高月[42])と同様な値を示した。

臍帯血中のIgG濃度は10.7±2.6mg/mlであった。これは臍帯血中のIgG濃度の正常範囲(11.68±2.94mg/ml, Wintrobe[43])に比較して若干低値になった。臍帯血中のIgG濃度は, 母体のそれと比べて, やや低値を示した。

臍帯血中のIgA濃度は, 感度0.008mg/mlでは, 検出不可能であった。これはIgの中でIgAは胎盤を通過しない為である。

※　　　　※　　　　※

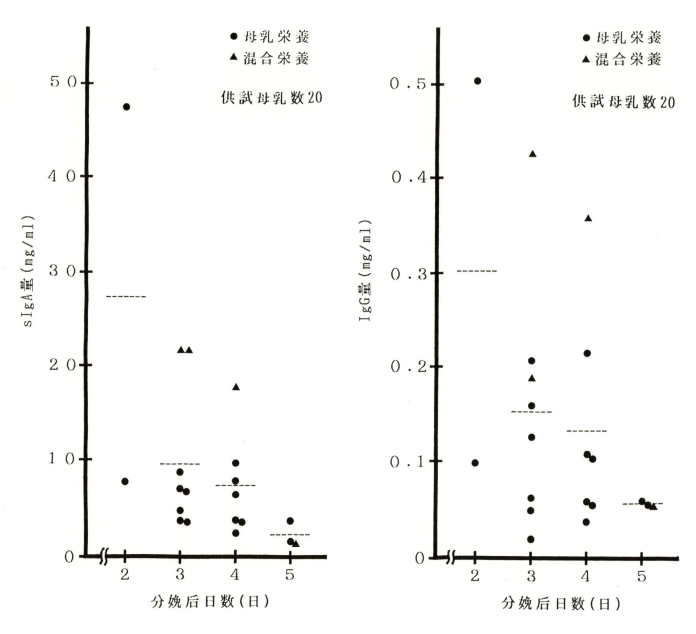

【図6】ヒト初乳中sIgA量の経日的推移　　【図7】ヒト初乳中IgG量の経日的推移

6.4 麻疹抗体測定の成績

A. 初乳中のsIgA型麻疹抗体

　初乳中のsIgA型，total IgA型麻疹ウイルス抗体の相対力価RPの分布を【図8】(p39)に示した。本論文のＥＬＩＳＡ術式に於て抗α鎖抗体固相法で，抗α鎖酵素標識抗体を使用してtotal IgA型麻疹抗体の測定を試みたが，sIgA型とtotal IgA型との間の麻疹抗体RPの相関関係は，相関係数 $r=0.744$($p<0.01$)で高い相関であった。

　母乳中のsIgA量の個体差が大きな為，初乳中のsIgA型麻疹抗体を測定する場合，その表現方法が問題である。血清中の様にRPのままで表すことは必ずしも正確ではないので，sIgA量100mg/ml当りに換算したsIgA型麻疹抗体のRPを指標(仮にＳＩとする)とし，検討を加えた【図9】(P41)。相対力価RPとＳＩとは，その分布が異なった様相を呈した(降冪の順の検体番号を参照)。

B. 母体血・臍帯血中のIgG型麻疹抗体

　ＭＩ(Measlestat Index)指標による判定の結果は，対象者20人中，陰性が2人，弱陽性が16人，中陽性が2人であり，強陽性の例はなかった。母体血・臍帯血での判定の不一致はなかった。

　同じプレート上で実験したペアーの血清について，ＭＩを指標とした場合，母体血，臍帯血との間のIgG型麻疹ウイルス抗体価の相関関係【図10】(p40)，$r=0.942$($p<0.01$)で有意な直線関係を得た。ＭＩの幾何平均値で比較すると，母体血(平均1.68 ± 0.68)の方が臍帯血(平均1.87 ± 0.61)より若干低値を示した。

　また，母体血と臍帯血中のIgG型麻疹抗体の間の有意な直線関係に対して，母体血中のIgG型麻疹抗体ＭＩと初乳中のsIgA型麻疹抗体ＳＩとの間【図9】(P41)では $r=0.348$ と弱い相関であった。

C. 初乳の麻疹ウイルス抗体ＨＩ価

　ＨＩ価が<8から128に分布し値が低い為【図11】(P39)，初乳の麻疹ウイルス抗体測定には適していないことが判明した。血清に比べて母乳では，麻疹の中和抗体力価が低く，適当な抗体測定法がなかった事実を示唆した。また，検体の半数がＨＩ陰性と判断され，sIgA型麻疹抗体の相対力価RP【図8】(p39)との比較は困難であった。

D. 母体血・臍帯血の麻疹ウイルス抗体HI価

　母体血のHI価平均値は5.35($n \log_2$)，臍帯血のHI価平均値は5.65($n \log_2$)で，母体血のHI価より臍帯血のHI価が若干高値であり【図12】(P40)，$r = 0.966$($p < 0.01$)の良好な相関が得られた。抗体保有率は20人中19人であり，母体血と臍帯血で陽性陰性の判定の不一致はなかった。
　母体血中のIgG型麻疹抗体MIと母体血のHI価との間では，$r = 0.773$($p < 0.01$)の良好な相関であった。判定は【表17】(p41)の2×2の分割表の如く，検体番号15の者が不一致を生じた。
　臍帯血中のIgG型麻疹抗体MIと臍帯血のHI価との間でも，$r = 0.793$($p < 0.01$)の良好な相関であった。

※　　　※　　　※

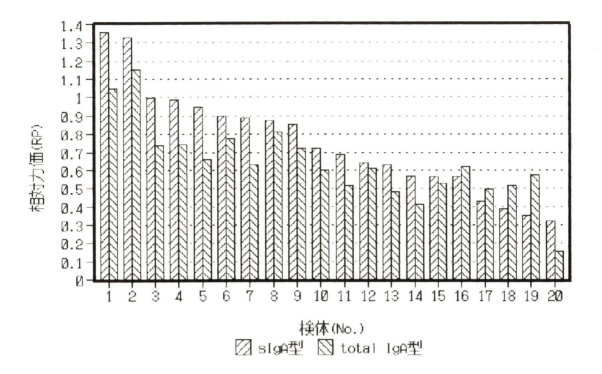

【図8】 ヒト初乳に於けるsIgA型，total IgA型麻疹ウイルス抗体RPの分布

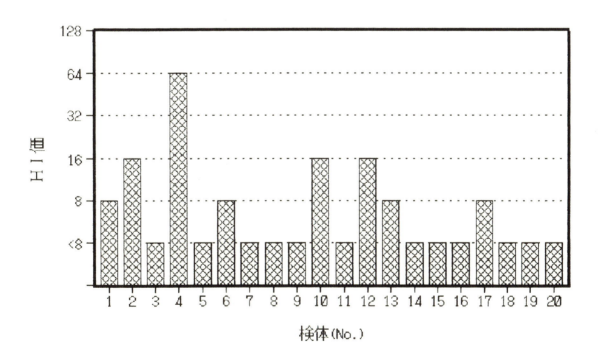

【図11】 ヒト初乳に於ける麻疹ウイルス抗体HI価の分布

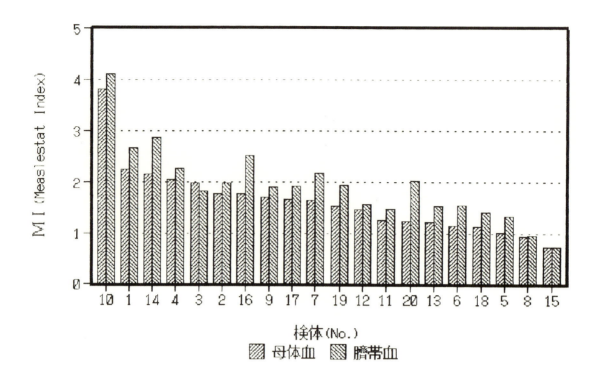

【図10】 母体血・臍帯血対血清に於けるIgG型麻疹ウイルス抗体MIの分布

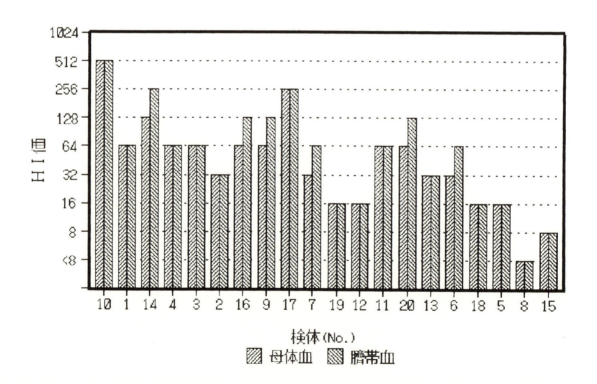

【図12】 母体血・臍帯血対血清に於ける麻疹ウイルス抗体HI価の分布

【表17】 ＭＩ（ELISA抗体価）とＨＩ試験の判定の比較

		ＭＩ		合計
		陰性	陽性	
ＨＩ	陰性	1	0	1
	陽性	1	18	19
合計		2	18	20

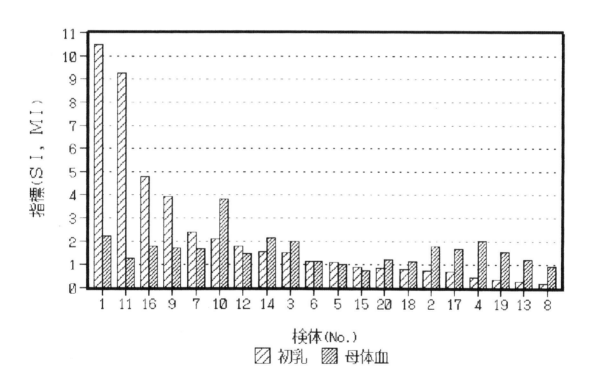

【図９】 初乳中sIgA型麻疹ウイルス抗体ＳＩと母体血中IgG型麻疹ウイルス抗体ＭＩ（測定はいずれもELISAによる）の分布

7 考按

7.1 初乳の保存方法

A. sIgAの安定性

　sIgAは特殊構造【図1】[13](p6)の為，酵素分解など種々の破壊に対して，他のIgより強い抵抗性がみられる。IgA自体他のIgより蛋白分解に対して安定であり，しかもdimer型IgA，更にsIgAへと形が変わる程それらに対する抵抗力が増強してくる[44]。
　SCはその一部が$(Fc)_2\alpha$部位に埋没する程強力に結合してIgAを保護していると考えられるが，実際にIgM-SC complexとsIgAの酵素分解を比較すると[45]，前者は低濃度の酵素でIgM分子intactのままでJ鎖の分解がみられるが，後者は酵素濃度を上げ，長時間incubateして初めてIgA内J鎖の分解まで進み，しかもこの際には$(Fc)_2\alpha$も同時に分解されるという。この成績からもsIgA分子中ではJ鎖を中心として$(Fc)_2\alpha$，SCが如何に強力な結合を有しているかを知ることが出来る。
　従って，sIgA測定の場合，その試料採取及び測定操作中，非共有結合している一部のSCは遊離する可能性があるが，大部分のsIgAは安定で殆ど変化のないものと考えられる。そして本論文のＥＬＩＳＡ術式に於て，酵素標識抗体として抗ヒトＳＣ血清を使用しても，ＳＣの遊離による損失は殆ど考えられないと結論を下されるだろう。

B. 乳清の凍結保存による影響

　冷凍による母乳の成分組成の変化は，脂肪や蛋白質などの物理的変化によるものである。冷凍期間が長期にわたると，脂肪のエマルジョンの破壊と蛋白質の不安定や変化とが起こり，融解時に脂肪の凝集や蛋白質の沈澱を生じるとされている[27)46]。
　免疫物質の変化については，Bjokstenら[47]は，母乳を-20℃で3箇月間保存した時，IgAは殆ど変化がなく，IgGとIgMは減少し，細胞成分は活性を失ったと報告している。また，Tomasiら[16]は母乳の-70℃数週間の保存により母乳中IgA量の10～20%の損失が起こることを指摘しており，抗原や抗体の凍結保存時にpHなどの影響が加わると酸変性や構造変化が起こることがあるといわれている。
　柴田[48)49]は，Radioimmunoassay(以下ＲＩＡ法)で尿中のsIgA量の特異的定量を試みているが，採尿後-20℃での凍結保存後，1回のみの凍結融解により尿中

sIgA量は，595ng/mlから340ng/mlへと顕著に減少したと報告している。

橋本ら[50]は，初乳中の免疫成分をネフェロメーターを使用して測定する方法を検討しているが，sIgAは−20℃で1週間は安定であったが，＋3℃ではpHの変化がみられ，24時間以内に使用することが適切であると報告している。

本論文では，freezing and thawingによるsIgA値への影響を検討したが，乳清状態で保存後1回の凍結融解により，sIgA値が15〜25％程度の損失，sIgA型麻疹抗体が12〜20％程度の損失という顕著な減少を来した。その原因がaggregate形成によるものか否かは不明である。

以上の考察から，初乳の保存に関しては，pHの影響を考慮して，採乳後直ちに分注し母乳状態で−80℃で保存，使用時にそのアリクオットを融解し，乳清に処理後直ちに使用すれば，損失を最小限にとゞめることが出来る。

※　　　※　　　※

7.2 初乳中の免疫グロブリン量

A. 外分泌液中sIgA量の特異的定量法についての検討

　血清IgAの殆どが7SIgAで構成されているのとは異なり，外分泌液中のsIgA量の定量については，sIgAの特異的な構造【図1】[13](p6)や，mIgA，dIgA，FSCが混在する為，特異的にsIgAを鑑別定量することは困難であった。口腔外科領域に於ては，唾液のsIgAに関する研究が比較的よく行われている[51)52)53]。しかし，sIgAの研究が進んでいるにもかかわらず，ヒト母乳中のsIgA濃度については，まだ一定の成績が得られていない。

　本論文で用いたＥＬＩＳＡ法は，外分泌液中の7SIgAやFSC及びIgG，IgAのフラグメントの介入による影響が最小限に抑えられ，sIgAを頗る特異的に鑑別定量するものである。sIgA量の定量方法には抗α鎖抗体を固相する方法と抗SC抗体を固相する方法が考えられるが，今回は抗α鎖抗体を固相する方法を採用した。

　以下に，ＳＲＩＤ法とＥＬＩＳＡ法との比較，抗SC固相法と抗IgA固相法との比較検討を述べる。

　抗α鎖抗体を採用するＳＲＩＤ法に於ては，リング面積がモル濃度に比例する為，7SIgAを多く混ずる検体では，7SIgAと11SIgAの両者のどちらを測定しているのか判別出来ず，適切な標準IgAを見い出すことは難しい[59]。Tomasiら[10]は，ＳＲＩＤ法の場合，標準液としてsIgAの代わりにIgAを使用すると測定値が約1/3になると指摘している。本論文のＥＬＩＳＡ法による抗α鎖抗体固相法では，標準液としてIgAを使用し，抗α鎖酵素標識抗体で測定したところ，sIgA濃度より平均51%の低値を示した。これらは，標準液を選択する際に，IgAを使用することによってsIgAを定量することの危険性を示唆していると言えよう。この方法では，11SIgAと7SIgAの両者を測定し，すべて7SIgA値に換算したことになる上，sIgAとIgAとの構造，性格が決定的に異なり【表3】[14](p6)，アフィニティの違いも考えられるのではないだろうか。

　抗SC抗体によるＳＲＩＤ法では，FSCの混入による影響が当然考えられるが，初乳より単離したFSCで作製した抗SC抗体によるＳＲＩＤ法に於ては，FSCと11SIgAの沈降輪が殆ど干渉することなく識別可能となり，11SIgAの簡易定量法として有用であるとの報告[55]も散見される。

　Majima[56]によると，ＥＬＩＳＡ法による11SIgA値とＳＲＩＤ法でのIgA値との間には相関がみられず，栗山ら[57]は，ＳＲＩＤ法で11SIgAの定量を代用する危険性を報告している。

　現在，外分泌液中のsIgA量のみを特異的に鑑別定量する方法には，ＲＩＡ法とＥＬＩＳＡ法による2抗体法が考案されている。栗山ら[57]は，固相法によるＲＩＡ法を試み，sIgAと7SIgAとの分別定量法を報告したが，ＲＩＡ法は，ラジオアイソトープによる被爆，取り扱いに必要な一定の資格，高価な施設，設備の他，環境汚染などの問題を考慮すると，臨床検査の目的に適していない。

マイクロプレートによるELISA法は，操作が簡単で多数の検体を同時に処理出来る利点があり，測定に使用するマイクロプレート，抗体のLotが同じであれば，標準曲線の再現性も良く，母乳に限らず，唾液等他の材料にも応用出来る有力なものと考えられる。

酒井ら[58]は，ELISA法によるヒト唾液中のsIgAに関する基礎的研究を報告しているが，希釈試験，添加回収試験，再現性試験により，十分な成績が得られ，信頼性の高いことが分かっている。本論文の母乳中に於いても，標準曲線，添加回収試験，再現性試験は良好であった。

山口ら[59]は，抗ヒトSC抗体を標識したポリスチレンボールを用いたELISA法により，唾液中sIgA量を測定したが，FSCやIgG，IgA，L鎖などの影響を殆ど受けないことが確認された。

ELISA法によるsIgA定量には，抗IgAを固相する方法と抗SCを固相する方法が考えられるが，植地ら[19]によると，両者を比較したところ，抗IgA固相法の方が測定感度が鋭敏であり，定量性の変動要因であるFSCの多量な混在による影響がより少ないと報告されている。

B. ヒト初乳中のIg量

一般に分娩後1～5日間にわたり分泌される母乳は，特に初乳(colostrum)と定義され，蛋白質，脂質，鉱物質に富むこと，乳糖含量の少ないことを特徴として，それ以後の成乳(成熟乳，mature milk)としばしば対比される。本論文では，分娩後2～5日間のものを初乳として取り扱い，sIgAとIgG量の定量を遂行した。

腸管乳腺経路(Enteromammary pathway)[60]などIgAのダイナミックシステムが解明されるに連れて，消化管免疫としてのsIgAの重要性が更に増してきている。このような時期にsIgAの正確な濃度を知っておくことは，今後の研究上大切であると考えられる。

外分泌液中のIgの定量に関する報告は比較的多いが，ELISA法やRIA法の2抗体法によって，sIgA量のみを鑑別定量出来るようになってからの報告は少ない。ELISA法による母乳中のsIgA量のみの鑑別定量は，Cruzら[61]と植地ら[18]によって報告されている。初乳中のsIgA，IgG量の経日的推移に関する文献値を【表18】[62)63)18)](p47)に示した。

本論文ELISA手技による特異的IgG量は，SRID法による測定値(Furukawa)[63]と同様の成績を得た。これは，IgG量の定量に際して，sIgA量の定量時とは異なり，測定の妨げになる非特異的因子の存在がない為，両測定法による差がなかったと考えられる。本論文での母体血中のIgG濃度(11.7 ± 2.8mg/ml)，臍帯血中のIgG濃度(10.7 ± 2.6mg/ml)に比べて，初乳中には高々0.5mg/mlしか存在しないことも注目される【図13】(p51)。

初乳中のIgA量については，本論文での母体血中のIgA濃度(2.56 ± 0.6mg/ml)に比べて，高濃度のsIgAを含むことは重要である【図13】(p51)。更に，IgAは胎盤

を通過しない為，新生児は母乳のみからIgAを与えられることになる。

いずれの文献も経日的な相対的な濃度推移の傾向を表しているが，ELISA法による値はSRID法のそれよりも低値を示している。これはELISA法の特異的定量の成果だと考えられる。

しかし，本論文で得られた値が植地ら[18]の説と一致せず，これを支持出来ない。その原因の1つとして，植地らは乳清での保存を行っていることが，本論文より低値となったと考えられる。また，母乳の組成は非常に多くの要因によって変動する為，変動の大きい組成の複雑な生体成分である母乳について，標準組成を求めることが極めて難しい問題であるということが出来る。母乳栄養と混合栄養に分類した本論文でのsIgA量を【表19】(p47)に示したが，その差は歴然としており，この因子も考慮する必要がある。

本論文の成績【図6】(p36)に於て，分娩後2日目にもかかわらずsIgA量が極端に低い者がいるが，この者は異常に母乳分泌が良好で母乳量が400mg/dayもあり，この分だけ薄まって母乳が分泌される影響だと推定される。

今後，試料の採乳方法，処理方法，保存方法，分析方法の統一が望まれるところである。特に，今後の研究者間で比較の為に，対象者に関する母乳組成の変動要因[41]を明示する必要があろう。

経日的にsIgA濃度は減少していたが，経日に乳汁の分泌量も増加する【表20】[64](p47)ので，総量としては大きな減少ではないのかも知れない。新生児期の初乳中のsIgA動態について，乳児が1日に摂取するsIgA量と哺乳量の関係では，sIgA濃度が高いものは哺乳量が少なく，同一日齢でもsIgA濃度の低いものは哺乳量が多いという逆の相関がみられる[65]。即ち，同一日齢の児は1日にほぼ同じ量のsIgAを母乳から摂取している訳で，自然の巧みさが感じられて興味深い。

※　　　※　　　※

【表18】 文献によるヒト初乳中のsIgA, IgG値

分娩后(日)	1	2	3	4	5	文献
sIgA(mg/ml)	62.70	69.24	20.86	7.55	4.89	a)
IgA(mg/ml)	14.607 ±8.229	13.266 ±8.973	13.35 ±9.355	8.807 ±5.071	6.875 ±1.591	b)
sIgA(mg/ml)	-	3.221	1.729	0.957	0.618	c)
sIgA(mg/ml)	-	27.3 ±19.9	9.62 ±7.12	7.28 ±4.95	2.05 ±1.16	本稿
IgG(mg/ml)	0.34 ±0.06	0.20 ±0.03	0.15 ±0.02	0.13 ±0.01	-	b)
IgG(mg/ml)	-	0.302 ±0.203	0.153 ±0.122	0.133 ±0.107	0.057 ±0.001	本稿

文献とその実験方法
  a)ＳＲＩＤ法(Lewis-Jones,D.I.,et al., 1985)[62]
  b)ＳＲＩＤ法(Furukawa,S., 1979)[63]
  c)ＥＬＩＳＡ法(植地ら, 1984)[18]

【表19】 栄養方法別ヒト初乳中のsIgA量(本論文の成績による)

分娩后(日)	2	3	4	5
母乳栄養	27.3 (n=2)	6.66(n=6)	5.56(n=6)	2.46(n=2)
混合栄養	-	21.6 (n=2)	17.7 (n=1)	1.17(n=1)

単位(mg/ml)

【表20】 新生児の日齢別平均哺乳量(単位mg/day)

日齢	0	1	2	3	4	5	6	7	8	9
母乳栄養	8	78	168	251	323	387	423	457	487	515
混合栄養	8	74	161	222	288	346	393	438	464	501

(小宮弘毅, 1964)[64]

7.3 初乳中の麻疹抗体

A. 母乳中sIgAの呼吸器系感染症に対する作用機序

　現在迄，経験的あるは疫学的に，母乳栄養児の方が人工栄養児に比較し，消化器系や呼吸器系の感染症に抵抗性のあることが明らかにされている。
　Gruleeら[1)2)]は，疫学的調査により，消化器感染より呼吸器感染によるものの方が，多数救命された成績を報告している。
　RSウイルスは，乳児期に於ける重症呼吸器疾患の原因として重要なウイルスの一つであるが，Downhamら[66)]が1歳未満，Pullanら[67)]は6箇月未満のRSウイルス感染症で入院した乳児の栄養法を対照群と比較した結果，母乳栄養の率が有意に低かったという。この母乳の重篤なRS感染症予防効果は，児が母乳を吸入あるいは鼻腔に逆流させることで，母乳中のRS中和抗体が気道粘膜を保護する為と考えられている。このように，母乳は胃腸感染症だけでなく，呼吸器系統の感染症予防にも有効なことが示されたのである。
　母乳中には，細菌，ウイルスをはじめ，各種の微生物ないし毒素などの抗原成分に対して，抗体活性の存在が立証されている【表1】[6)]【表2】[6)] (p5)。但し，sIgAはIgG，IgMと異なり補体を結合せず[68)]，また，alternate pathwayの活性化作用もない[68)]点で7SIgAと異なっている。更に，抗原と結合しても，オプソニン活性の発現はみられない。
　しかし，sIgAは抗体結合価が4つある為，mIgAやIgGに比してその凝集活性が高い[69)]。従って，初乳中のsIgAの抗体としての作用は，主にその高い凝集能にあると考えられる。凝集塊を作ることにより，菌の発育を抑え，ウイルスを中和し，あるいはそれらの性格を変える作用も当然考えられるところである。
　自然感染の場合の最初の侵入病原量は，極少量であるから，それ程作用力の強くない抑制因子でも充分作用し得るであろう。また，病原体（特にウイルス）が咽頭や腸管で増殖するのを完全に阻止し得なくとも，初期増加をある程度抑制し，増殖速度を遅らせるだけでも，生体にとっては能動的な免疫力を準備する余裕を持てるだけ，有利であるに違いない。特に，上気道感染症罹患率を下げ得る理由も，ウイルス増殖の場である咽頭，扁桃の部位が，母乳に触れやすいことを考えれば納得出来るというものである[70)]。
　そして，母乳栄養児は，豊富なsIgA抗体活性を持つ初乳が経口的に投与され，一方では経胎盤的にIgGを中心とする全身性の免疫を賦与され，それぞれが感染防禦的に働くであろうと考えられる【図13】(p51)。

B. 母乳中のsIgA型麻疹抗体の測定法

　本論文のELISA術式によって，特異的免疫グロブリンsIgA分画別抗体測定

法が確立された。これは未だ他の報告をみない。母乳中ではIgA型抗体よりも，sIgA抗体抗体を検出する方が，診断価値が高いと考えられる。今後，種々のウイルスに対するsIgA型抗体測定が可能となるであろう。従来のIgA型抗体とsIgA型抗体との相関は，$r=0.744(p<0.01)$ で有意な関係が認められた。

母乳中の抗体量の表示に際し，個体差により血清中のIgG量がほぼ一定であるのに対し，母乳中のsIgA量は大きく異なる為，本論文ではsIgA100mg/ml当りに換算を試みた。この表示法が，適当か否かについては議論のあるところであろう。

麻疹抗体の測定に際し，血清に比べて母乳では中和抗体の力価が低く，従来のHI試験では麻疹抗体の測定が不可能であった。

HIとELISAとの値の差については，①抗原を作成した株の相違，②IgG,IgM,IgA抗体の全てがHI活性を持つのに対し，ELISAは特異的Ig抗体を測定する，という捕捉物の相違，③その検査法の反応メカニズムから生じる，ウイルス感染后の抗体応答のパターンによる相違，が考えられる。従って，判定しきれない陽性等，判定保留域の検体については，1つの物差しでは，陽性陰性をいえない。

C. 母乳中のsIgA型麻疹抗体

母体血中の麻疹ウイルス抗体がHI陽性かつMI陰性と不一致を示した者については，母乳採取個人票【表4】（p9）に麻疹既往歴有りと回答していることを考慮し，陽性とすべきであろう。従って，SIの感染防禦レベル(Cut off値)を2と設定した。そして，乳清中のsIgA型麻疹抗体量を，$SI<2$を陰性，$2≦SI<10$を低，$10≦SI<40$を中，$40≦SI$を高と仮定し，4群に分類すると【表21】(p52)，順に2，8，9，1例ずつであった。

本論文で得られた成績によると，初乳中のsIgA型麻疹抗体は母親の感染防禦歴を物語るものであった。しかし，母体血と臍帯血中のIgG型麻疹抗体MIの間【図10】(p40)での相関係数 $r=0.942(p<0.01)$ の有意な直線関係に対して，母体血中のIgG型麻疹抗体MIと初乳中のsIgA型麻疹抗体SIとの間【図9】(p41)では，$r=0.348$ と弱い相関であった。最近，市川ら[26)71)]は初乳中のロタウイルスについて報告しており，母体血中と臍帯血中のロタウイルスIgG型抗体の間では $r=0.744(p<0.001)$ で有意な直線関係を得たが，母体血中のIgG型抗体と初乳中のIgA型抗体との間では，$r=0.558(p<0.01)$ とやや低い相関であったという。これら母乳と末梢血が異なった機構上に成り立つと考えられる現象については，更に検討を重ねる必要があるだろう。

Rouxら[60)]は，マウスを使用した動物実験で，腸管膜リンパ節のリンパ芽球が妊娠後期から授乳期に限って乳腺に移動，定着することを証明し，enteromammary pathwayという概念に強い根拠を与えた。即ち，母体の腸管で抗原刺激されたリンパ芽球(IgA産生前駆細胞)が腸管膜リンパ節を経て，胸管にいき，更に血中に入り，乳腺組織下の固有層に播種され，IgA産生細胞となるというシステムである。

一方，母乳中のTリンパ球は大腸菌K1抗原に対して幼若化反応を示すが，同一人の末梢血リンパ球は反応しないことや，PHA(植物性血球凝集素)，ConA (concanavalin A)に対する反応性の違いなどから，同じ経路がTリンパ球についても考えられている[72]。また，母乳中のRSウイルスに対するIgA特異抗体の存在などから，腸管だけでなく，気道と乳腺の間にも同様のシステム(bronchomammary axis)の存在が推測されている[73]。

※　　　※　　　※

【表21】 SI (母乳) とMI (母体血) による判定

		SI				合計
		陰	低	中	高	
M I	陰	1	1*	0	0	2
	低	0	8	7	2	17
	中	0	0	1	0	1
	高	0	0	0	0	0
合計		1	9	8	2	20

単位(人)

註* MI陰性であるが，HI陽性かつ感染歴有

【図13】新生児期・乳児期早期の感染防禦のメカニズム

Ig:　　母乳　　　　　　母体血　　　　　臍帯血

sIgA　　　　　　　　　IgA　　　　　　　—

27.3（分娩後2日目）
〜　　　　　　　　≫　　2.56　　　　≫　胎盤を通過しない
2.05（分娩後5日目）

IgG　　　　　　　　　IgG　　　　　　　IgG

0.302（分娩後2日目）
〜　　　　　　　　≪　　11.7　　　≒　　10.7
0.057（分娩後5日目）

単位（mg/mL）

麻疹抗体：

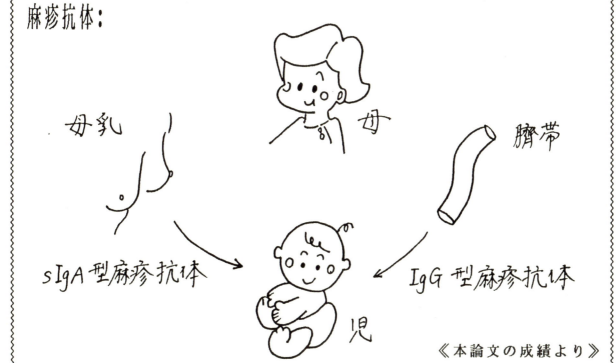

母乳 → sIgA型麻疹抗体　　母　　臍帯 → IgG型麻疹抗体　　児

《本論文の成績より》

※　　　※　　　※

　母乳中のsIgAを中心に，本論文の成績を加えて論じた。母乳に関する知見は基礎的，臨床的研究を通じて急速に増加しているが，in vivoでのその本態及び作用機序については不明な点が多く，その免疫学的役割についての新しい進歩が待たれる。今後，一層の免疫学的検討が必要なことを痛感し，母乳の研究が促進されることを期待する。

　稿を終わるに臨み，終始御協力を賜りました母子保健の日暮眞教授，御懇篤な御教示を賜りました東京警察病院の植地正文博士，千葉県衛生研究所の北山秋雄博士，母子保健の織田正昭助手に深甚なる謝意を捧げます。

　また，本研究に試料を快く提供して下さった米山産婦人科病院の米山国義院長，日本赤十字看護大学の平澤美恵子先生，日本ポリオ研究所の土井護先生，種々御協力下さいました東京大学醫学部母子保健学教室並びに同関係の諸先生方に厚く御礼申し上げる次第です。

清涼なる駒場にて

8 引用文献

　文献の蒐集に当たっては，東京大学醫学部図書館の御厚意に負うところが多かった。深く感謝の意を表します。

1) Grulee, C.G., Sanford, H.N. and Herron, P.H.: Breast and artificial feeding influence on morbidity and mortality of twenty thousand infants. J.A.M.A., 103;735-739,1934.
2) Grulee, C.G., Sanford, H.N. and Schwartz, H.: Breast and artificially fed infants. A study of the age incidence in the morbidity and mortality in twenty thousand cases. J.A.M.A., 104;1986-1988,1935.
3) 小林登：周生期の免疫と感染．まとめ．小児科診療，42;515,1979.
4) 加藤英夫,平山宗宏,小林登：母乳哺育，メディサイエンス社，1983, 319-323（Ⅷ母乳の感染防御因子．1 新生児・乳児の感染防御機序における母乳哺育の意義）．
5) Goldman, A.S., and Smith, C.W.: Host resistance factors in human milk. J.Pediat, 82;1082-1090,1973.
6) Welsh, J.K. and May. J.T.: Anti-infective properties of breast milk. J. Pediat, 94;1-9,1979.
7) Tomasi, T.B., Tan, E.M., Solomon, A. and Prendergast, R.A.: Characteristics of an immune system common to certain external secretions. J.Exp.Med., 121;101-125,1965.
8) Heremans, J.F., Carbbe, P,A. and Masson, P.L.: Biological significance of exocrine gamma-A-immunoglobulin. Acta.Med.Scand., 179(suppl.445); 84-88,1966.
9) Bellanti, J.A.: Biologic significance of the secretory γ A immunoglobulins. Pediatrics, 48;715-729,1971.
10) Tomasi, T.B. and Bienenstock, J.: Secretory immunoglobulins. Adv.Immuno., 9;1-96,1968.
11) Tomasi, T.B.: Structure and function of mucosal antibodies. Ann. Rev. Med., 21;281-298,1970.
12) Tomasi, T.B.: Secretory Immunoglobulins. New Engl.J.Med., 287;500-506, 1972.
13) M.W.Turner in L.E.Glynn and M.W.Steward(Eds.): Immunochemistry:An Advanced Textbook. Wiley,Chichester,1977.
14) 松本脩三,小林邦彦：初乳とIgA．代謝，13;587-595,1976.

69;657-660,1969.
16) Tomasi,T.B. and Grey,H.M.: Structure and function of Immunoglobulin A. Progr.Allergy, 16;81-213,1972.
17) 小林邦彦：体液蛋白質分析の臨床的意義4.分泌液中のIgA. 生物物理科学, 18;107-110,1974.
18) 市川誠一,曽田研二,植地正文：母乳中の分泌型IgAに関する研究－第1報.分泌型IgAの定量について. 日公衛誌, 31(10付録);315,1984.
19) 市川誠一, 塚野京子, 曽田研二, 植地正文：S-IgA定量(EIA法)における問題点－第2報.抗ＳＣ抗体固相法について. 臨床病理, 33(補冊);324,1985.
20) 植地正文：ヒト初乳中の成分に関する検討－感染防禦物質を中心として－. 横浜医学, 37;173,1986.
21) 植地正文：母乳と免疫. 小児内科, 18,1615,1986.
22) 内藤宗生,中山孝之,鈴木準,畠山富而,若生宏：母乳組成の再検討. 小児科臨床, 33;2206-2214,1980.
23) 今村榮一：人乳の成分の調査研究－発育良好な母乳栄養児における場合－. 日本小児科学会雑誌, 70;341-357,1966.
24) 山本良郎,米久保明得,飯田耕司,高橋断,土屋文安：日本人の母乳組成と人工栄養の現状. 小児科, 22,1477-1489,1981.
25) Liebhaber,M., Lewiston,N,J., Asquith,M,T. and Sunshine,P.: Comparison of bacterial contamination with two methods of human milk collection. J.Pediat., 92;236-237,1978.
26) 市川誠一,曽田研二：初乳におけるロタウイルス抗体に関する疫学的研究. 第35回日本ウイルス学会総会演説抄録1987.京都, 324.
27) 今村榮一：母乳の保存とその影響. 周産期医学, 14,579-582,1984.
28) Engvall,E. and Perlmann,P.: Enzyme-linked immunosorbent assay ELISA. Quantitative assay of immunoglobulin G. Immunochemistry, 8;871-874, 1971.
29) Engvall,E. and Perlmann,P.: Enzyme-linked immunosorbent assay,ELISA. Ⅲ.Quantitation of specific antibodies by enzyme-labelled anti-immunoglobulin in antigen-coated tubes. J.Immunol., 109;129-135,1972.
30) 黒川正身,高橋宏一,石田説而：バイオアッセー, 近代出版, 1978, 105-122(4.2.2相対力価推定法－平行線定量法(parallel line assay method)).
31) 佐久間昭：生物検定法－その計画と分析. 東京大学出版会, 1964. 173-190 (11.効力比検定)
32) 内村真佐子：7.平行線定量法による百日咳抗体測定. 厚生省第8回ELISA研究会, 1989.東京.
33) 春日邦子.北山秋雄：8.平行線定量法を用いたELISA法による風疹の抗体測定. 厚生省第8回ELISA研究会, 1989.東京.
34) 北山秋雄,春日邦子,十川知子,時枝正吉,市村博,太田原美作雄,平山宗宏：マイクロＥＬＩＳＡ法によるムンプス抗体測定－第一報.平行線定量法の有効性－.

臨床とウイルス, 15,369-372,1987.
35) 日本化学会：実験化学講座.15分析化学（上）. 丸善, 1957, 55-56(2・1・4Lambert-Beerの法則).
36) 日本分析化学会：機器による化学分析第3版. 丸善, 1955, 273-274(第11章 3.比色法の基礎的法則).
37) Mancini,G., Carbonara,A.O., and Heremans,J.F.: Immunochemical quantitation of antigens by single radial immunodiffusion. Immunochemistry, 2,235-254,1965.
38) 柳沢謙：微生物検査必携.ウイルス・リケッチア検査第2版. 日本公衆衛生協会, 1978, 338-346(麻疹ウイルス).
39) Rosen,L.: Hemagglutination and hemagglutination-inhibition with measles virus. Virology, 13;139-141,1961.
40) Norrby,E.: Hemagglutination by measles virus.4.A simple procedure for production of high potency antigen for hemagglutination-inhibition (HI)tests. Proc.Soc.Exptl.Biol.Med., 3;814-818,1962.
41) 古市栄一：母乳の化学. 小児医学, 10;221-243,1977.
42) 高月清：血液・尿化学検査－その数値をどう読むか.免疫グロブリン. 日本臨床, 38(春季増刊号);514-523,1980.
43) Wintrobe,M.M:Clinical Hematology,8th ed,Lea & Febiger,Philadelphia, 1981.
44) Lindh,E.: Increased resistance of immunoglobulin A dimers to proteolytic degradation after binding of secretory component. J.Immunol., 114;284-286,1975.
45) Koshland,M.E., Chapuis,R.M., Recht,B. and Brown,J,C.: Selective proteolysis of the J chain component in human polymeric immunoglobulin. J.immunol., 118;775-781,1977.
46) 山内逸郎：母乳銀行. 小児医学, 10;325-342,1977.
47) Bjoksten,B., Burman,L,G., Chateau,P.D., Fredrikzon,B., Gothefors,L. and Hernell,O.: Collecting and banking human milk:To heat or not to heat?. Br.Med.J., 281,765-769,1980.
48) 柴田瑠美子：尿中分泌型IgA(sIgA)値の年齢的推移.RadioimmunoassayによるsIgA新定量法を用いて. 福岡医学雑誌, 69;427-438,1978.
49) Shibata,R.,Onoue,K. and Goya,N.: A sensitive solid phase radioimmunoassay for secretory IgA－Its application for the determination of urinary levels of secretory IgA in children and adults. Microbiol. Immunol., 22;475-483,1978.
50) 橋本かず,永山正剛,品川信良：母乳中S-IgAの定量とその安定性. 日産婦東北連合報, 32;82,1985.
51) 高野健一郎,富沢修一：基礎的研究.局所免疫能の低下を診断する試み.－Microplate ELISA法による悪性腫瘍患児唾液中分泌型IgA濃度の測定－. 日本小児

科学会雑誌, 88;305-309,1984.
52) 高橋勉：Enzyme-immunoassay法によるヒト唾液中分泌型IgAの測定について．日大歯学, 58;627-635,1984.
53) 前田正人：小児の免疫性疾患におけるs-IgA値．第2編．気管支喘息患児の唾液中s-IgA値について．アレルギー, 34;122-127,1985.
54) 福岡良男：臨床検査教育双書1．教科書では知り得ない臨床免疫学の知識－学生からの素朴な質問に答えて－．近代出版, 1986, 65(唾液中のIgAと血清中のIgAをＳＲＩＤ法で測定するとき, 同じ抗血清で測定してもよいものでしょうか).
55) 赤保内良和,前田修一,谷内昭：IgA－とくに分泌型IgAの定量と疾患．臨床免疫, 10;691-699,1978.
56) Majima,Y.: Nasal immunoglobulin in health and chronic sinusitis. Mie Med.J., 27;37-53,1977.
57) 赤保内良和,前田修一,鈴木隆,谷内昭,和田武雄：Radioimmunoassayによる分泌性IgAの新定量法．臨床免疫, 9;387-394,1977.
58) 酒井貫充,山田博,高須賀三郎,中島一郎,赤坂守人：Enzyme immunoassay法によるヒト唾液中のS-IgAに関する基礎的研究－小児と成人のS-IgA濃度,S-IgA／総蛋白比率の比較－．小児歯科学雑誌, 24,483-494,1986.
59) 山口公一,向山徳子,馬場實：気管支喘息小児における唾液中分泌型IgAの検討．アレルギー, 34,234-238,1985.
60) Roux,M.E., McWilliams,M., Phillips-Quagliata,J.M., Weisz-Carrington, P.W. and Lamm,M.E.: Origin of IgA-secreting plasma cells in the mammary gland. J.Exp.Med., 146;1311-1322,1977.
61) Cruz,J.R., Carlsson,B., Garcia,M., Gebre-Medhin,. Hofvander,Y,. Urrutia,J.J. and Hanson,L.A.: Studies on human milk Ⅲ. Secretory IgA quantity and antibody levels against Escherichia coli in Colostrum and milk from underprivileged and privileged mothers. Pediatr.Res., 16;272-276,1982.
62) Lewis-Jones,D.I., Lewis-Jones,M.S., Connolly,R.C., Lloyd,D.C., and West,C.R.: Sequential changes in the antimicrobial protein concentrations in human milk during lactation and its relevance to banked human milk. Pediatr.Res,19,561-565,1985.
63) Furukawa,S.: Immunoglobulin and complement component levels in human colostrum. Jpn.J.Allergol., 28;308-316,1979.
64) 小宮弘毅：新生児栄養の実態．小児科臨床, 17,999-1002,1964.
65) 財満耕二：人乳の感染防御因子．小児科, 21;599-604,1980.
66) Pullan,C.R., Toms,G.L., Martin,A.J., Gardner,P.S., Webb,J.K.G. and Appleton,D.R.: Breast-feeding and respiratory syncytial virus infection. Br.Med.J., 281;1034-1036,1980.
67) Downham,M.A.P.S., Scott,R., Sims,D.G., Webb,J.K.G. and Gardner,P.S.:

Breast-feeding protects against respiratory syncytial virus infections. Br.Med.J., 31;274-276,1976.
68) Vaerman,J.P. and Heremans,J.F.: Effect of neuraminidase and acidification on complement-fixing properties of human IgA and IgG. Int.Arch. Allegy., 34;49-52,1968.
69) Newcomb,R.W. and DeVald,B.: Protein concentrations in sputa from asthmatic children. J.Lab.Clin.Med., 73;734-743,1969.
70) 平山宗宏：母乳栄養と感染抑制. 小児医学, 10;278-291,1977.
71) 市川誠一,塚野京子,曽田研二,高橋協,植地正文：母乳中のロタウイルス抗体に関する研究(第3報). 日公衛誌, 35(8附録);214,1988.
72) Parmely,M.J. Beer,A.E. and Billingham,R.E.: In vitro studies on the T-lymphocyte population of human milk. J.Exp.Med., 144;358-370,1976.
73) Fishaut,M., Murphy,D. Neifert,M. McIntosh,K. and Ogra,P.L.: Bronchomammary axis in the immune response to respiratory syncytial virus. J.Pediat., 99;186-191,1981.

※　　　※　　　※

著者紹介

法橋　尚宏（ほうはし　なおひろ）

現職：神戸大学大学院保健学研究科看護学領域家族看護学分野・領域長，教授

　兵庫県相生市生まれ．1993年東京大学大学院医学系研究科博士課程中退，1995年博士号取得．東京大学医学部家族看護学講座の開設時に，教官（助手）として着任．東京大学大学院医学系研究科（家族看護学分野）・講師などを経て，2006年神戸大学医学部（小児・家族看護学）・教授．大学院部局化により，2008年神戸大学大学院保健学研究科（家族看護学分野）・教授．同時に，大学院博士課程前期課程において，家族支援専門看護師(Certified Nurse Specialist, CNS) コースを開設．看護学領域長などを歴任．専門は，家族看護学（主に家族機能学と家族症候学）と小児看護学．東京大学医学部附属病院，東邦大学医学部付属大橋病院，Johns Hopkins Hospital, MassGeneral Hospital for Children において小児科臨床研修．

　国際的には，International Family Nursing Association 理事，*International Journal for Human Caring* 編集顧問委員，*Journal of Transcultural Nursing* 編集委員，*Japan Journal of Nursing Science* 編集委員，*Journal of Pediatric Nursing* 査読委員会委員，35th International Association for Human Caring Conference 会長などを歴任．2014年に Transcultural Nursing Society より "Transcultural Nursing Scholar"，2015年に International Family Nursing Association より "Innovative Contribution to Family Nursing Award" の称号を授与された．日本国内では，日本家族看護学会理事，日本看護研究学会理事，*日本看護研究学会雑誌* 編集委員長，文化看護学会理事，日本小児看護学会評議員などを歴任．

　原著論文は，「Development of the Concentric Sphere Family Environment Model and companion tools for culturally congruent family assessment, *Journal of Transcultural Nursing*, 2011」など，80本以上．著書は，『新しい家族看護学：理論・実践・研究（法橋尚宏編集），メヂカルフレンド社，2010』など，90冊以上．科研費などの競争的研究資金の獲得は30件以上．

　個人のポータルサイトは，http://www.nursingresearch.jp/ である．

ヒト母乳に関する免疫学的研究

2016年4月1日　第1版第1刷発行

著者　　　法橋　尚宏
発行人　　中川　清
発行所　　有限会社 EDITEX（エディテクス）
　　　　　東京都文京区本郷2-35-17 コート本郷301　〒113-0033
　　　　　TEL. 03-5805-6050　FAX. 03-5805-6051
　　　　　http://www.editex.co.jp/
印刷・製本　大日本印刷株式会社

ⓒ 2016 Naohiro Hohashi
Printed in Japan
ISBN978-4-903320-42-7